護心時代

伍焜玉 著

心血管不暴走！
國際血液醫學權威教你守護健康的七堂課

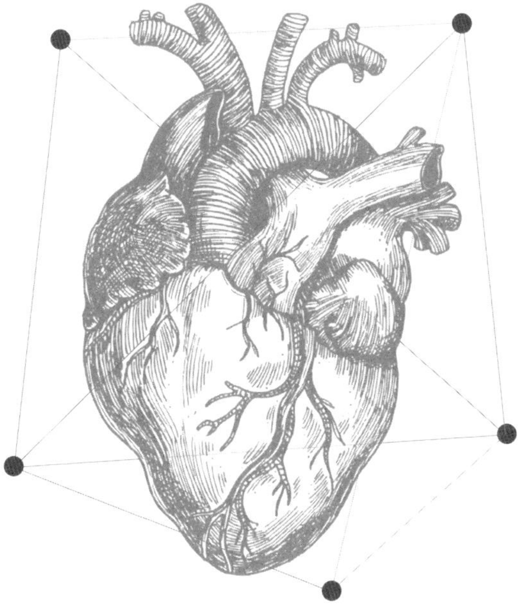

The Guardian of Cardiovascular System

推薦文

守護心血管，請超前部署

王水深（輔大醫院院長／講座教授）

本書作者伍焜玉院士是我非常敬重的世界級血液學大師，在其忙碌之餘仍不忘教導大眾重視人體最重要的心血管系統，實在令人欽佩。

莊子說：「哀莫大於心死。」伍院士點出要害，關鍵是血管壁受傷、發炎反應及脂肪沉積造成血管粥狀硬化這三大要素。其實全身的動脈血管都會受侵蝕，發生在心臟就可能引起心肌梗塞，在腦部就可能造成腦中風，在主動脈就可能導致主動脈瘤或主動脈剝離，都是死亡率很高的疾病，必須嚴格控制三高（不要高血壓，不要高血脂，不要高血糖），要正確運動，要適當舒壓，要均衡飲食，要規律生活，不可抽煙，將可輕易避凶趨吉。

若不幸得病也不要灰心，現在已經有很好的藥物，例如伍院士談到的阿司匹林（Aspirin）、他汀藥物（Statin）、血管緊張阻滯劑（Angiotensin receptor blockers）、第二型鈉—葡萄糖轉運蛋白抑制劑（SGLT2 inhibitor）等。必要時可用導管整形或支架置放術處理，再不行也可用外科手術治療，用自己血管或人工血管做繞道手術。伍院士也呼籲生醫工程等專家一起努力將誘導性多功能幹細胞（Induced pluripotent stem cell）做出適合人體的各種人工血管。

我們不應坐以待斃，我們應超前部署，熟讀伍院士的這本精心傑作《護心時代》，學以致用，將可延年益壽。

推薦文

從研究到應用，醫學人生的實踐

王宗道（臺大醫院內科部整合醫學科主任／心臟功能室主任）

這次很榮幸有機會為我在臺大醫學系學生時期的授課老師伍焜玉院士的最新著作《護心時代》撰寫推薦文，尤其內容又與我的臨床專業「心血管疾病」相關，因此當然義不容辭，且趁便先睹為快。孰料一讀之後欲罷不能，一鼓作氣將全書讀完，深覺這確是一本深入淺出的好書。

伍院士將心血管疾病的各面向由歷史入手，也將其個人研究歷程的親炙經驗寫入，相關知識娓娓道來，最後介紹最新的醫學發展包括人工智慧、基因編輯等，內容既有科學的嚴謹性，又兼顧可讀性及最新科普知識，不僅像我這樣的專業醫師讀起來津津有味，相信對民眾也是一本極佳的科普教育書籍。在知識爆炸、良莠真假不分的今日，伍院士的這本《護心時代》提供正確客觀的醫學知識，甚至有撥亂反正的作用，至為難得。

綜觀全書，個人覺得可分四點略述其特色：

一、由歷史宏觀發展角度論述疾病：在我自己學習及對學生教學時，均特別強調必須探究疾病觀念的歷史演進，才能對疾病全貌有縱深了解，原因是我們不僅要嫻熟最新的醫學知識以應用於臨床，更應該思考如何開創新的醫學知識讓全人類更加受益。因此前人如何在有限知識環境下一步步將醫學知識開展到現今狀態，我們如何讓自己也擁有這種開創思維及創新能力才是學習重點。而在本書中，伍院士以其豐富學養將諸多心血管疾病面向的歷史詳加介紹，十分讓人驚豔，也讓讀者更能理解心血管疾病診療的發展緣由。伍院士提到與其研究相關的血小板前列腺素（血栓素）及血管內皮細胞前列腺素（前列環素）的陰陽平衡，以及後續發現消炎止痛藥因為抑制血管內皮細胞前列環素合成造成心血管疾病風險增加，再配合歷史縱深的場景描繪，敘述十分精采。

二、心血管疾病最新觀念的正確傳遞：在個人行醫過程中，深感民眾對心血管疾病仍有諸多誤解，而本書深入淺出傳達正確觀念，如動脈硬化及血栓是心血管疾病的主要致病原因、由流行病學研究找出心血管疾病危險因子、阿司匹林的心血管保護研究等，均值得民眾仔細閱讀。所謂「知識是行為最佳的後盾」，正確醫學知識的建立對民眾實在刻不容緩。另一方面，在現今成篇累牘的醫學知識中，仍有許多新的進展不斷發表，如在PCSK9抑制劑已可廣泛使用的今日，LDL膽固醇的治療目標在高心血管風險族群，已被推薦要小於五十五每分升毫克；在二〇二一年美國心臟學會年會發表的ASCEND試驗顯示，阿司匹林對第二型糖尿病人無法有效減少失智症發生；臺灣高血壓指引及國外高血壓指引均建議腎素—血管緊張素系統藥、鈣離子阻斷劑、利尿劑，甚至乙型阻斷劑（β受體抑制劑）均可自由組合使用。

三、以科學原則推薦心血管保護的非藥物治療策略：伍院士以其深厚學養，依據科學證據，對各種食物，包括蛋、糖、綠茶、紅酒、咖啡等做詳細說明，內容相當引人入勝。其中，「不隨便吃藥或補品」的建議更深得我心。

四、心血管領域的最新科技：這是令人相當驚豔的章節。伍院士對各項新科技娓娓道來，包括CRISPR-Cas9基因編輯、人工智慧、腸道菌群等都有深入介紹。由於個人這幾年也帶領TW-CVAI團隊開發心血管相關AI模型，發展方向也正如伍院士指出的尋找風險因子及心血管影像自動診斷方面。除了冠狀動脈狹窄自動診斷及鈣化分數自動定量外，我們最近也領先世界開發出將心臟外周脂肪自動定量的AI工具，目前正與健保署合作，看能否將國人心血管風險做更精準地估測。

遙想初次親炙伍院士上課風采已是三十年前，三十年後有此機會以此種方式向老師致敬，是一種傳承，更是在醫學科學路上秉持嚴謹科學研究精神向未知挑戰、將已知擴展應用的醫學人生共同實踐。醫學的對象是全體人類，伍院士的《護心時代》一書亦如其書名將護衛其讀者，謹以此文鄭重推薦予諸位。

推薦文

及早預防，免受心血管疾病之苦

史考特（醫師／一分鐘健身教室創辦人）

幾年前我照顧過一位三十六歲的電腦工程師。某天早上，他起床時重重地摔倒在地，竟無法自行起身！送到醫院經檢查後，他被告知是血管阻塞造成的腦中風。

身為家庭支柱的他倒下，讓太太與兩個年幼孩子的生活陷入了困頓中。在中風後的半年裡，他非常積極地配合醫師與治療師們的指示復健。看著他與太太從每日以淚洗面，到慢慢臉上有了笑容；從無法自行起身，到撐著拐杖行走，我心裡著實替他感到開心，卻也不禁問自己，如何才能避免這樣的悲劇重演？

目前先進國家的三大健康殺手：癌症、心血管疾病、神經退化性病變中，心血管疾病是被研究得最為透徹，也是最能被有效預防的一種，在健康促進與疾病預防的工作中可謂是「低懸的果實」。

在臨床上，我遇過一輩子不抽菸的肺癌患者，以及高教育水準的失智症患者，明明做了所有「對的事」卻仍發生疾病，著實叫人沮喪。相對來說，大多數心、腦血管疾病患者，都可以很明確地找出問題所在，例如前述那位電腦工程師的血管阻塞，就是長年的肥胖、高血壓、缺乏運動與睡眠所堆砌出的不幸後果。

也因此我特別推薦伍焜玉院士的這本《護心時代》，從心血管疾病的歷史觀、成因、治療、飲食與運動的重要角色，一直到未來的醫療技術展望，鉅細靡遺地將重要的醫學知識濃縮在這本書中。

建議各位朋友針對書中提到的危險因子及早做好預防工作，不僅能幫助我們活得久，更能免受疾病之苦而有理想的生活品質。

推薦文

滋潤生命的器官

江安世（中央研究院院士）

「在顯微鏡下，扁平的內皮細胞像似足球表面的縫接，形成各種管徑的血管在腦內穿梭，末梢的微血管遍布全腦，在海馬迴的幹細胞則緊緊趴在微血管外壁上，像似在吸取著運送來的分子維生。」這二十年前在冷泉港實驗室進行鼠腦研究時觀察到的震撼景象，至今仍在我腦中徘徊。

心血管支持人體各種器官的正常運作，尤其是大腦由於血腦屏障的隔離，僅能仰賴血管運送來的能量，是以維護心血管就是維護生命。

由臨床到基礎，由個體生理到分子機制，伍焜玉院士一直是心血管研究領域的先驅者。在《護心時代》一書中，沒有艱澀難懂的醫學、藥學與分子生物學，伍院士先在前兩單元娓娓道來維護心血管老藥的有趣發現及基於分子機制研發的新藥，用說故事的方式引導讀者了解心血管的基本知識。第三到第五單元分別闡述膽固醇、血壓及血糖對心血管的威脅，為健康生活鋪路。

這是一本實用的書，尤其對年齡較長者，這更是一本健康生活指南。第六單元「保護心血管的生活藝術」應該是本書核心，實際教讀者如何以健康的生活來維護心血管的正常功能。

我是腦科學家，一向知道理解與興趣是有效執行的開端。伍院士知道健康生活說來容易做來難，先以說故事的方式奠定基本知識，引發讀者興趣，再談為何減重、少糖、紓壓、運動……等這些老生常談的生活習慣之必要，幫助讀者在具備相關知識的前提下，更有效率、更有恆心地保護心血管。

在最後單元，伍院士以更宏觀的視角談基因編輯、人工智慧、腸道益生菌等研究應用來看維護心血管的願景。看完本書，相信你會跟我一樣覺得明天會更美好，更有動力來維護心血管的健康。

推薦文

將知識轉化為守護健康的行動力

吳昭軍（衛生福利部國民健康署署長）

根據一〇九年死因統計，心臟病是國人第二號殺手，平均每二十六分鐘就有一人死於心臟病，如再加上腦中風、高血壓、糖尿病及腎臟病等血管性疾病，每年造成五．四萬人死亡，其威脅不容小覷。

本署致力於提升國人健康識能，力行健康生活型態；普及預防保健服務，推動心血管疾病防治。很高興專擅血液學及血管生物學的伍院士著書來協助民眾認識心血管疾病，進而好好保護自己，免於此疾病的威脅。

八成的心臟病與中風的過早死亡是可預防的，許多實證資料顯示減少飽和脂肪、糖、鹽攝取，足量食用蔬菜、水果、全穀、豆類及堅果種子，並以天然食物為主，避免加工食品是第一要務；定期規律運動，每週累積一百五十分鐘的中度身體活動（例如快走、慢走、騎自行車）和戒菸節酒，可降低心血管疾病的風險。若發現已有高血壓、高血糖、高血脂問題，要養成定期測量血壓、血糖習慣，掌握自身血壓、血糖數據變化並記錄，更應遵照醫師指示用藥及定期回診追蹤，切勿任意停藥或增減用藥劑量，積極做好三高控制，才是掌握健康的契機與關鍵。

這本《護心時代》以深入淺出的方式說明心血管疾病主要之風險因子——「三高」，並提供相關心血管疾病預防知識。如何為自己的健康把關，呼應伍院士所說，需要的是決心及積極性，健康端視「做」與「不做」間，期待知識轉化成行動力，讓我們享有健康的心血管，做一個「好心」人。

推薦文

血小板的功過

吳德朗（長庚醫院心臟科醫師／長庚醫療體系最高顧問）

血液有三種細胞：紅血球、白血球及血小板，紅血球負責氧氣的輸送，白血球負責抵抗人體的感染，血小板負責血液在傷口止血凝固癒合，各司其職。血小板的功能如果過分旺盛，在心臟血管會造成心肌梗塞，在腦血管會發生栓塞性腦中風，兩者都會危及生命，也都名列國內的十大死因。目前臨床上是用阿司匹林（Aspirin）及氯吡格雷（Clopidogrel）等藥物來抑制血小板的功能，防止血栓堵住心血管或腦血管而發生心肌梗塞或腦中風。

伍院士有血小板先生（Mr. Platelet）的尊稱，是血液學專家，也是研究血小板及血管內皮細胞的世界權威。這本血液學權威筆下的新書《護心時代》，是一本內容豐富的健康知識參考書，值得推薦給國人閱讀。

（本文作者為伍焜玉院士臺大醫學院同班同學，一九六六年畢）

推薦文

以科學救人救心

李家維（前《科學人》雜誌總編輯）

近兩年，全球新冠肺炎疫情疫苗問題，引起大眾對心血管的健康產生關注，終於，這個有可能在短時間奪走生命的器官系統，有了被重視的機會。在這個時間點，伍焜玉院士出版這本《護心時代》，更多了一層救人救心的意義存在。這也讓我回想起過往命懸一念間的那段經歷。

曾經有次突如其來的胸口悶痛、喘氣無力，我知道大事不妙，即直驅鄰近的為恭醫院急診處。心電圖和X光檢驗都無大礙，但血中的心肌鈣蛋白指數明顯過高，就這麼被送進了加護病房。心肌鈣蛋白和鈣離子負責調節心臟的肌肉收縮，當心肌缺氧受損時，就被釋放到血液裡，依濃度看，我是得了危險的心肌梗塞。

接上氧氣管和抗凝血劑點滴，我以為可以安穩睡上一覺，靜待一天後的心導管檢查，不料半夜在冷汗、胸痛和嘔吐感中驚醒，含了顆硝化甘油，五分鐘後竟然昏迷休克。在眾護士的驚呼聲中醒來後，四肢冰冷，聽她們述說方才我臉刷白、眼翻轉的險況，看著監視器上血壓五十、三十的警示，顯然心肌正壞死中。我想這就是離世階段了，此生無憾，似乎嘴角還有了笑意。

幸而搶救成功，血壓漸上升，被推進了像精密太空艙的心導管手術室。主刀的是由臺北飛車趕回的褚佩寰醫師，他不厭我的好奇多問，仔細說明手術步驟和原理，還允許我戴著眼鏡享受觀看螢幕上的全部過程。

導管由股腹間的動脈進入，旋轉的兩部X光機藉顯影劑之助，立刻發現了心臟的左冠狀動脈嚴重阻塞了兩處，分別只剩百分之一和百分之五的涓滴細流。褚醫師先用強力溶凝血劑鬆動血塊，接著以氣球擴張打開血路，再移入支架撐住血管，當血液無阻暢流後，就大功告成了。從上臺麻醉、解說到完工，竟然只需四十五分鐘，科學萬歲啊！

思及這段過程，仍膽戰心驚，慶幸自己對醫學與身體還有些認識，得以及時反應處理。伍院士想必也期望透過這本書，幫助大家先對自己的心血管系統有所認識，了解這個維繫著我們生命的泉源，進而預防憾事發生。這樣一本有著救世意義的知識著作，我們不能不讀！

推薦文

抵抗力的祕密

林文玲（早安健康媒體平臺創辦人暨執行長）

我們經常在媒體上看到醫學期刊發表類似這樣的研究報告：

「發炎性腸道疾病患者出現失智症的風險，是沒罹患這些疾病者的兩倍以上。」

「糖尿病患者染新冠肺炎死亡率為常人的八倍！」

腸道和大腦，血糖和病毒感染，看起來關係並不緊密，卻成為重症機率倍增的推手，原因為何？

伍焜玉院士《護心時代》一書，剖析近半世紀人類最重要的疾病及它們的根源，在人體生態中一步步形成健康風暴，答案就在血管，以及流動其中的血液。

在臺灣，十大死因有一半是心血管相關疾病（註），而且這些疾病都有日趨年輕化的發展。更值得警惕的是，這些疾病同屬於慢性病，卻經常在瞬間奪去生命。當那些三、四十歲的年輕人因為心肌梗塞、腦中風或主動脈剝離的新聞出現在媒體上而被瘋狂分享，通常會引起一陣「生命無常」、「明天與意外誰會先到」的感概。

這本書透過科學的解析、全視野的生命演化與生態導覽，這些疾病就不再那樣「無常」與「意外」。

人體的設計極為精妙。心血管系統貫穿全身器官與細胞，帶來氧氣與營養。有血小板負責將外傷破裂的血液凝結；有白血球負責將貿然入侵的細菌消滅。肝臟可以吞噬血液中的廢物；腎臟可以調節血液的酸鹼值；內皮細胞可以製造極小化學分子調控血液和各種血球；平滑肌細胞可以調控血管的收縮與鬆弛。這樣機密的設計，為什麼會在二十一世紀帶給人們持續發展中的血管風暴呢？

答案是：日積月累的生活型態。

舉例而言，高血糖會增加血小板的凝聚力，增加血栓的形成；高血糖會降低白血球的功能，使白血球抵擋細菌的能力降低。

這也解釋了：當糖尿病患者外傷或是感染病毒（如新冠肺炎等）時，重症機率要高上許多。

也可以說，血管裡所流動的，就是人類抵抗力的密碼。

二〇一三年《早安健康》成立的宗旨，是希望帶給社會易懂、易執行的健康知識。知識之所以帶來力量，是因為比起藥物，知識更能改變生活型態。

透過本書，我們一起來徹底瞭解：為什麼壓力會帶來高血壓？為什麼失眠會造成動脈硬化？為什麼運動才能減輕心臟負擔？它會讓我們開始回到生活面，正確地好好愛自己的身體。

（註：二〇二〇年十大死因依序為：惡性腫瘤（癌症）、心臟疾病、肺炎、腦血管疾病、糖尿病、事故傷害、高血壓性疾病、慢性下呼吸道疾病、腎炎腎病症候群及腎病變、慢性肝病及肝硬化。）

推薦文

以博大精深的學養傳遞科普與健康

陳耀昌（臺大醫學院名譽教授）

焜玉師的大作出版，遠流邀我寫序。我說我想寫五千字，但遠流說只能寫五百字，不過身為焜玉師的大弟子，一動筆就欲罷不能。這本書是心臟血管的保健書籍，知道伍焜玉教授的本行是血液專科醫師的讀者，一定很納悶，怎麼他的三本書，先是血液，再來免疫，現在變成心血管，伍教授怎麼那麼無所不精？

這就是焜玉師的博大精深了。

話說一九七七年秋，我初任血液科總醫師，那時西雅圖華盛頓的愛德華•唐納爾•湯瑪斯醫師（Dr. ED Thomas，一九九〇年獲諾貝爾獎）的「骨髓移植」石破天驚，竟然可以治療白血病。因此我非常期待在一九七八年八月於總醫師結束後，加入福瑞德哈金森癌症中心（Fred-Hutchinson Cancer Research Center）的移植團隊，去學習這個新醫療技術，但不得其門而入。

那時，我在臺大醫學院學生刊物《青杏》上讀到伍焜玉教授的文章。伍教授只高我六屆，一九七〇年代，他才三十出頭，就以創造出「血循環血小板凝集指數（circulating platelet aggregates，簡稱CPA）」而名聞美國血液界及心血管界。他證明這個CPA指數，可以做為病人產生小血管栓塞的危險係數。

我寫信向從未謀面的焜玉師求助。焜玉師說：「既然Fred-Hutch沒有機會，那你就到我這裡當研究醫師（Fellow）吧。」於是一九七八年八月，我成了芝加哥拉許長老會聖盧克醫院（Rush-Presbyterian-St Luke's Hospital）的血液學Fellow。

那時，正好血小板的凝集機轉由英國約翰・范恩（John Vane）研究出來，他發現了血小板與血管內皮細胞經過前列腺素系統的微妙平衡。一九八三年，他因此得了諾貝爾醫學獎。我們體內的前列腺素系統不僅與血小板有關，和免疫系統也有極大的關係；而血小板則與動脈硬化與血栓形成有密切關連。這也是為什麼焜玉師既精通血液學，又精通免疫學，更精通心血管栓塞病變的原因了。

在焜玉師的指導下，我很快發表了兩篇與前列腺素相關的論文，一篇在JCI，一篇在Lancet。我當Fellow的第三年，索羅門・阿德勒博士（Dr. Solomon Adler）開始在拉許醫院建立骨髓移植，我是資深Fellow，躬逢其盛真是太幸運了。一九八一年七月，我帶著自購的移植器材回到臺灣。感謝劉禎輝教授的厚愛，得以進入台大醫院擔任血液科主治醫師，也感謝林國信院長及王秋華醫師大力支持，一九八三年完成第一例異體骨髓移植，也展開幹細胞治療研究的生涯。

所以焜玉師是改變我生涯的第二位大貴人（第一位是我五歲半時，讓我早一年入學的永福國小校長林秋峰）。

焜玉師不久之後就離開拉許到休士頓的德州大學。他在前列腺素、血栓防治及心血管疾病研究不斷有重大成就，連得大獎。一九九四年，德州州長更定十二月九日為「伍焜玉醫師日」。同年，焜玉師也成為中研院院士。後來他更返台貢獻所學，擔任國家衛生研究院院長。

焜玉師雖然在三年前又回到美國，但仍延續他對臺灣的熱愛。他更捐出總統科學獎獎金，設立「伍焜玉院士學術講座」鼓勵年輕學者；於公於私，我都要向他說：「謝謝您，伍院士！」

焜玉師這本講述照顧心血管健康的科普書，將他博大精深的知識轉化為科普著作給大眾閱讀，讓大眾從中獲益，既懂得照顧自己，也能幫助他人。真心敬佩焜玉師如此筆耕不輟，讓臺灣人能更健康。

推薦文

與心血管健康共處

魏崢（振興醫院院長）

從胚胎形成，便從不罷工辛苦為我們工作的心臟，是我們最親密卻又陌生的夥伴。心臟輸送血液至全身，由書裡引用數據才知道，人體血管總長度共十六萬公里，約可繞地球兩、三圈。

血液學權威伍焜玉院士，以說故事的方式將生硬難懂的心血管系統，做了非常簡明易懂的介紹。《護心時代》這本書，不像我們心臟外科醫師是拿著手術刀，每天與生死搏鬥那般血淋淋而嚴肅，書中不論藥物發明的沿革、心臟疾病的發展及心臟運作的機制，都以清晰流暢的文字引述各個有趣的故事，並娓娓敘述歷史演變，讓讀者能夠瞭解如何與我們的心血管疾病健康共處。

推薦文

護心，從打開這本書開始

「醫藥報導沒說完的故事」版主

擔任醫藥記者工作至少五年時間，每天接觸大量醫療保健訊息，有時候免不了也要處理一些名人過世的新聞事件。這類令人哀傷的資訊，往往有一些共同的特徵：猝逝、心血管疾病，而且他們可能並不年長。

猝發的心血管疾病會帶來重大的生命威脅，但其形成危害的過程往往是日積月累。如果可以及早認識潛在威脅並落實防範，很多憾事或許不會發生。

縱然大家都有感心血管健康很重要，卻未必知其所以然。翻開伍焜玉院士的書《護心時代》，院士淺白、輕鬆的文字敘述，從古代奇異的血管論、木乃伊的血管鈣化到增進心血管護衛的基因編輯、人工智慧等，對血球、心血管結構、心血管疾病機轉、藥物發明等有了縱橫古今、鉅細靡遺的介紹。

趣味的敘事節奏不引人枯燥，還有很多未曾想過的「冷知識」，如人體的血管長度有十萬英里（約十六萬公里），可以繞地球兩到三圈，而且血管不只是運送血液的「管路」，更是活生生、具有多功能的器官。血管壁的內皮細胞有神奇的生化功能，還會釋放讓血管鬆弛的化學物，而這種化學物是一種氣體，竟然是討論空汙時常會提到的NO（一氧化氮）。這個發現也為現代心臟病的治療帶來重大的突破。

空氣中的一氧化氮會傷害人體，但血管卻會製造一氧化氮，成為保護心臟的重要角色，多麼奇妙的反差。閱讀本書，就像跟著伍院士的筆，完成了一趟體會人體運作的奧妙之旅。

現代人常有生活高壓、飲食西化、作息不正常、缺乏運動等問題，許多人無法置身事外，但因對心血管的「無知」，而對「護心」不夠積極，身陷心血管疾病危機而不自知。因此伍院士的《護心時代》也是一本保命之書。院士以其豐富的臨床、教學和研究經驗，傳授保護心血管的「生活藝術」，健康的飲食、足夠的睡眠、經常運動、紓解壓力、穩定控制慢性病，都是保護心血管的重要武器。

只是，「護心」需要落實的決心和積極性！就從打開伍院士這本書開始吧！

自序

成為心血管健康守護者

心血管疾病已成為全球最重要的慢性流行病，它損害個人健康，威脅社會安寧，而且造成經濟的負擔。可幸的是，心血管疾病是可以預防的。

二十世紀後半期，美國及西歐國家的研究成果證明，改進飲食習慣、剔除不良生活方式及增加活動及運動量，就可以有效減少心血管疾病發生率及死亡率。更可喜的是，心血管疾病的「三高」（即高血壓、高血脂及高血糖）風險因子已經可用口服藥物有效控制，能增進心血管健康及延長壽命。

心血管研究之始

二十一世紀帶來了新的挑戰，而生醫科技的突飛猛進也帶來新契機。心血管疾病最核心的病變是動脈硬化及血栓，而這些病變的起因是血管內的保護機制遭到破壞。先了解心血管的護衛及病變起因，就能更有效地改良飲食及生活習慣，並且在有狀況時可以有規律地服用藥物，長期守護心血管的健康。

血管一直被認為是具有彈性而且強韌的血液運輸通道，聽起來似乎滿被動的。一九七〇年代，科學家成功培養出包圍整個管壁的單層內皮細胞後，發現內皮細胞是很活躍的細胞，具有保護血管的功能。內皮細胞的成功培養是一件大事，它就像一把火，將心血管研究燃燒起來。對一位當時剛在血栓研究有點成就的年輕醫生來說，它讓我對內皮細胞的護衛功能產生很大的興趣，學界對內皮細胞的生化及分生研究也火熱起來。當時，我已經選擇研究血小板的前列腺素（prostaglandin），發現了阿司匹林（aspirin）可以抑止血小板製造出的一種前列腺素——血栓素（thromboxane），因而可以醫治小血管血小板阻塞症。

一個有趣的發現吸引了我。英國藥理大師約翰・范恩（John Vane）的團隊發現內皮細胞會製造一種全新的前列腺素，命名為前列環素（Prostacyclin），其作用是在抗拒血小板製造的血栓素，減低血小板形成血栓的能力。血栓素與前列環素形成陰陽平衡狀態，讓血小板具有活躍的止血功能，卻不會形成血栓的衝力。前列環素的護衛力的確很大，把前列環素除去時，會帶來心血管災害。使用特殊的消炎止痛藥時，確實會因為抑止了前列環素而發生心血管疾病。而內皮細胞製造前列環素的生化及分生機制，就成為了我研究的焦點。

建立預防概念，保衛心血管即刻開始

心血管的健康與我們的生活習慣及飲食有密切的關係。美國及西歐的飲食習慣傾向多肉、多糖、多油及多鹽；生活方式傾向舒服、少勞動、少活動及少運動。這樣的生活讓動脈硬化加快，而且硬化斑塊容易破裂，會發生血栓，導致心肌梗塞。

一九四〇年代，學界就察覺到心肌梗塞的增加，到一九五〇年代已經成為很嚇人的病。當時臺灣的飲食及生活習慣還沒有受到西方影響太多，因此心肌梗塞較為罕見。經濟起飛後，生活改善，開始引進西方飲食及生活方式，動脈硬化也隨著起飛，心肌梗塞的發生率逐年增高。

現今青少年更沉迷於電視及電腦，缺乏活動及運動，動脈硬化呈現年輕化，心肌梗塞患者的年齡也是逐漸降低。動脈硬化及心肌梗塞的年輕化已受到社會關注，一般大眾也興起養生食物風潮，流傳了不少保健之道，但有時卻忽略了基本的營養。

事實上，多年來臨床及流行病學研究已經打下又強又堅固的保護心血管基礎。對於保護心血管的飲食及生活方式，學界已有相當的了解，可以供做我們生活的指南。本書在這部分也會有詳細的描述。

二十一世紀帶來新的心血管健康威脅，例如環境汙染，就包含有空氣中的微粒及化學汙染物；土壤中的重金屬及水中汙染物會破壞體內的保護機制，造成心血管傷害。清除汙染將是二十一世紀的一項大挑戰。

另外還有一種威脅來自於微生物，特別是病毒及細菌。如何防止它們對心血管造成傷害，將是目前學界迫切的研究題目。

二十一世紀新的生醫科技將會增進保護心血管健康的能力。人工智慧、基因編輯、腸益菌群、人工萬能幹細胞及精準醫學，都已經應用於加強護衛心血管的研究上，期待不久的將來就可以普遍應用，以減低心血管疾病的負擔，增進民眾的健康。

其實，我們的身體已具備了護衛心血管的機制，但要長期維持心血管健康，必須在生活上多加配合與努力。自小就應養成保護心血管的飲食及生活習慣，能減少對內在護衛功能的損害，確保心血管健康，而醫藥科技的進步更能加強心血管的守護力。當我們了解體內精密的護衛機制及破壞內在護衛的因子，就能更有恆地養成良好飲食與生活習慣；有狀況時使用適當降三高的藥物，以有效預防心血管疾病，享受健康的一生。這也是我撰寫本書的最終目的。

目錄

前言

強固心血管的大小事

五臟六腑都是人體內的寶貝，但若沒有血管把氧氣及營養品有規律地準時送到，並滋潤各個器官，這些掌握生命的器官便都要叫苦，而且活不了。

血管被認為是一系列的管子，負責把血液運輸到各器官的細胞，讓細胞可以不斷產生能源，發揮其功能。血管看起來似乎不太起眼。文學家對血管沒有什麼興趣，一般人也很少把血管看做寶貝。血管就這樣沉默地工作，不眠不休，自得其樂。

其實血管不只是管子，而是由活生生的細胞組成的。這些細胞用高度的機動性及適應力來護衛血管，並維持順暢的血液循環。血管的精細設計使得心血管功能耐久，一生受用不盡。

與血管管腔內血液直接接觸的管壁覆蓋著一層很特別的細胞，在顯微鏡下觀看就像是鋪在街道上的鵝卵石街面，細胞彼此緊密連接，中間很少空隙。這層細胞形成障壁，不讓血液離開管腔流失於管外，它們叫做內皮細胞（endothelial cells）。

內皮細胞層不只是障壁，還是很活躍的細胞，製造多種小分子化學物。這些小分子化學物分泌到血液中，發揮重要功能。有幾種化學物專門控制血管的收縮，讓血管保留相當程度的放鬆，使血流不受影響。有些化學物專管血中的血小板，讓血小板在血中不凝聚，而且不會黏附到管壁的內皮細胞。很重要的是，有幾種化學分子可以保護內皮細胞，使內皮細胞有效抵擋外來不良份子的傷害。這種自我保護相當有效。

內皮細胞還受血流的保護。血流順著內皮細胞方向有層次地流動，不但不傷害管壁，反而會讓內皮細胞分泌更多護衛因子。內皮細胞不愧為血管的中柱。這些保護分子對心血管的耐久做出很大的貢獻。

保護血管的氣體

汽車排放的廢氣、燒煤放出的黑煙，以及抽煙吐出的煙霧中都含有對人體有害的氧化氮氣體，其中一種是一氧化氮（nitric oxide），化學名是NO。環境衛生專家極力在減低空氣中的氧化氮化學物，向NO說不！

有一次，我在美國東北部參加一場藥理會議，一位藥理學家談到他的新發現讓我先驚嚇了一下。他發現血管管壁的內皮細胞釋放出一種會使血管鬆弛的化學物，而這個化學物很不尋常，是一種氣體，而且居然是一氧化氮！事實上，這是一個很重要的新發現，給心血管的護衛帶來新的展望。

在一九七〇年代便有一位臨床藥理學家提到一氧化氮具有鬆懈血管的作用。當時有狹心症的人都攜帶小藥片，內含硝酸甘油（這藥品的商標名是「耐絞寧」）。一旦心絞痛發作，把小藥片放在舌下，胸痛及緊張感很快消失。這種藥片是如何解除胸痛的呢？當時並不清楚原理。這位臨床藥理專家做了一系列實驗，提出一個很特別的假說：這種藥片的作用是經由化學反應釋放出一氧化氮。他提出一氧化氮會使血管內的平滑肌細胞鬆弛，減低血管的收縮，讓血液恢復流通，因此能去除胸部絞痛。

二十年後，心血管藥理學家證明了血管壁的內皮細胞會製造一氧化氮，而且確實是使用一氧化氮保持血管鬆懈，才確定了一氧化氮的生理及藥理作用，也認定一氧化氮是保護心血管的重要分子之一，並證明硝酸甘油的效果是來自於一氧化氮。

空氣中的一氧化氮會破壞環境及損害人體，而血管所製造的一氧化氮居然是保護心血管的重要角色！汽車排氣及燒煤炭的黑煙中的一氧化氮，是氧氣與氮氣在極高溫下發生化學反應所產生的。一氧化氮會與大氣中氧氣及臭氧（ozone）作用，產生酸雨及空氣中的煙霧汙染。一氧化氮也促進PM2.5微粒的形成。內皮細胞製造的一氧化氮是來自於一種叫精胺酸（arginine）的胺基酸，再經由酶的催化作用產生的。產生後由細胞釋放，滲透到平滑肌內細胞層。進入細胞後，經由生化反應而使平滑細胞鬆懈，之後血管鬆懈了，管腔增大，血流可快速流動。

內皮細胞製造的一氧化氮釋放後，一部分進入血液，在血液中控制血小板的活力，抑止血小板凝聚。一氧化氮與前列腺素類的前列環素，是控制血小板的得力份子。一氧化氮也與前列環素合作保護內皮細胞的存活。

千萬不要把一氧化氮及一氧化碳混為一談。一氧化碳（化學名CO）在汽車排氣中含量也很高，燃燒天然氣也會排出一氧化碳。一氧化碳進入人體會產生很大的毒性，它會迅速進入血中紅血球，緊緊黏住血紅素，把氧氣踢除造成急性缺氧。在密封房間或車內，天然氣燃燒或汽車排氣中的一氧化碳大量進入體內血液中，會取代氧氣，造成窒息甚至死亡。而內皮細胞製造的一氧化氮則不會黏住血紅素，因此不影響血中氧氣，不會讓人呼吸困難。一氧化氮是人體內在的保護者，而一氧化碳則是環境入侵的破壞者。

與血栓素相抗衡的前列環素

血小板具有生化功能，能製造出一種增強血小板凝聚力及增加血栓的前列腺素，叫做血栓素。內皮細胞也具一套酶，製造出另一種前列腺素，稱為前列環素。有趣的是，前列環素是針對血栓素，抑止血栓素引發的血小板凝聚，因此是天然的抗血小板凝聚因子。前列環素與血栓素形成一種平衡，讓血小板發揮其止血功能，而減低其形成血栓的衝力。

一九七〇年代，已知阿司匹林會減低血栓素製造而引起出血。後來發現另一類消炎止痛藥則因抑止前列環素而增高血小板凝聚力，最終引起心血管疾病。這種止痛藥是以COX-酶為標的，專門抑止COX-2的化學作用，這類藥叫做COX-2抑止藥。內皮細胞是靠著COX-2產生前列環素。使用COX-2抑止藥後，內皮細胞的前列環素幾乎完全被抑止，搞亂了前列環素與血栓素的平衡。

失掉平衡後，血栓素已是無敵，大大發揮其增進血栓的功能而導致心血管疾病。這類藥物意料不到的副作用，證明了前列環素的保護功能。前列環素不但能抗拒血小板凝聚，還具有血管保護作用，並且幫助一氧化氮維持動脈的鬆弛。

血管病變是可以好轉的

內皮細胞層經常受到由血液入侵的細菌病毒、環境化學毒素、發炎因子的攻擊。對一般小型攻擊，內皮細胞可以相當有效地抵擋，雖然有時會造成短暫傷害，但內皮細胞具相當強大的修補作用；修補後，內皮層恢復如新。但慢性持續的攻擊，內皮細胞抵擋不住，便會造成內皮層永遠的傷害。

傷害內皮細胞的因子極大部分來自於人的生活方式及飲食，小部分來自內在疾病。生活方式中，以吸煙、缺乏運動、緊張及睡眠不足，最易引起慢性血管傷害。飲食方面則以偏肉類、少蔬果、高熱量、多糖及多鹽最易誘發慢性血管問題。這些傷害是逐漸累積的；更可怕的是，這些傷害往往無痛、無症狀，在二、三十年後才會爆發可怕的心臟病及腦中風。

各種不同傷害因素引起的慢性管壁疾病，叫做血管硬化，較明確的說法是「動脈粥狀硬化」。粥狀硬化的發展過程遵循著階段性的病理惡化。多年來生醫研究成果豐碩，對病理惡化的過程已經相當明瞭。科學家們了解到動脈粥狀硬化斑塊破裂時，會黏進血小板及凝血因子，造成血栓，將血管堵住，阻止血流；血中氧氣及營養物無法輸送入心臟或腦部，導致心肌梗塞及缺血性腦中風。

二十世紀中旬便有生醫研究者探討血管硬化的轉變及惡化，他們發現持續一段時間給動物高脂肪的食物，動脈呈現硬化跡象；再繼續餵動物高脂肪食物，硬化會隨時間惡化，形成的斑塊逐日增大，而且變得脆弱。若將食物改為低脂食物，就不會再惡化，而且硬化斑塊變小，不再脆弱。這些動物實驗除了提出高脂肪食物引起血管粥狀硬化的證據，更提出一個很重要的信息：動脈硬化是會隨著食物改良而好轉。

二十世紀中旬的流行病學研究提供了另一類有用信息：血管硬化及心血管疾病與食物、生活習慣及三高（高血壓、高血糖及高血脂）有密切關係。吃健康的食物、禁煙、多運動及控制三高會減低對血管的傷害，減弱血管的硬化，抑止硬化斑塊破裂及血栓形成，降低得到心血管疾病的風險。

流行病學的研究與動物實驗結果都顯示，血管可以靠改變生活習慣及正確使用藥物來保護。二十一世紀迎來新科技及大數據分析，將更加強化心血管的防衛工作。

第1課

心血管的科學發現

古代奇異的血管論

科學化的血液循環論

血管不僅僅是運輸血液的管子

血管內流著紅色液體

兩千多年前，人類便已經知道血管的存在。當時的哲學家關注身體內靈氣的運轉，很自然地把血管與靈氣連貫一起，盛傳血管是在運輸靈氣；後來又發現有兩種血管，一種比較粗大強韌（相當於動脈），另一種細小柔軟（相當於靜脈）。動脈被認為是在運輸靈氣，而靜脈是運輸血液及營養品。

當時的理論是動脈及靜脈並沒有關連，各走自己的路。一直到十七世紀，威廉·哈威（William Harvey）才提出血液循環論，將動脈及靜脈連結起來，藉此讓血液可以是密封的血管系統循環。

現代的血液循環系統便是建立在哈威劃世代的發現。

在哈威那個世代，血管被當做運輸血液的管子。要等到一九七〇年代，科學家才發現血管是活生生的器官，具有精密的收縮及舒鬆控管，並且會分泌調控血液循環及保護血管的分子。

認識血管的歷史發現演變，可以增加對血管的了解，加強對血管護衛的認知及理解其重要性。

第1章

古代奇異的血管論

血管在人體內分布很廣，在皮膚表面就可以看到，因此它的存在很早就被人類發現。三千五百年前的埃及已經有血管的記載紀錄。考古學家曾發掘出一本古埃及書中，記載了由心臟分出四十六根血管來控制人類生命的各種功能。當時認為由心臟流出的血液輸送了許多不同的物質如：眼淚、尿、精液、血液，甚至還運輸靈氣。

西方早期的心血管發現歷程

埃及人對於血管的奇異看法流傳到後代的希臘，連大師級的哲學家亞里斯多德（Aristotle）也受到影響。在希臘哲學家中，亞里斯多德頗具科學思想，他提出心血管是人體的主軸，是靈魂的居所；而心臟的靈氣經由血管運輸到全身。他還提出右心臟（右心室）及左心室的分工概念。右心室經由血管將血液運輸到各器官，滋潤著各器官，而左心室則經由血管運輸靈氣及熱能。

當時希臘醫學流行「生命四元素」的論點，四元素分別是：血、痰、黑膽汁及黃膽汁。亞里斯多德推翻這個理論，只將血液當作是身體的滋潤品。但是他擺脫不了當時的哲學及神學思想，認為人體內的靈氣是一種必需物質，依賴心血管來輸送。

為了證實心臟經由血管運輸靈氣，希臘的希羅菲盧斯（Herophilus）做了屍體解剖。希氏是位有經驗且細心的解剖家，但解剖人體還是第一次。做人體解剖需要很大的勇氣，而他居然做了六百多具！他從解剖中分辨出動脈及靜脈，並且詳細報告動脈的特徵及其脈動和呼吸的關係。他在屍體解剖中發現動脈內並不含血只有空氣。符合動脈運輸靈氣的說法，至於為何他在解剖動脈時沒發現血塊，這點並不清楚，有可能是凝血塊被洗掉了。

與希羅菲盧斯同時代的另一位解剖家埃拉西斯特拉圖斯（Erasistratus）贊同希羅菲盧斯的看法，認為動脈內是空氣，而靜脈內是血液。他進一步提出血液是在肝臟內由食物製造出來的。如果說動脈內只含空氣，為何受傷時血液會從動脈噴流出來？埃氏的說法是動脈與靜脈有連接處，一旦動脈受傷破裂，靜脈的血會經由連接處流入動脈。他這個理論聽起來頗順，讓當時的專家普遍接受，流傳了將近五百年。

羅馬名醫蓋倫（Galen）在動物實驗中觀察到動脈內充滿血液，因此反對埃氏有關動脈只含空氣的理論。他綜合當時重要的理論提出動脈及靜脈是兩套完全分開的血管，動脈內含血液及氣體，而靜脈只含血液；動脈直屬心，而靜脈居於肝；靜脈的血供給全身營養，而動脈供給全身的靈氣。

這個理論後來證明是錯誤的，但因當時哲學盛行加上蓋倫的名氣而被大眾廣為接受，視為經典，流傳一千五百多年，並給西方醫學蒙上黑暗，帶來了不良的醫療法如放血術。

中國古代對心血管的認識

中國自古便有心血管的觀念。《黃帝內經》中對心血管已經有相當完整的記載。《黃帝內經》是本了不起的醫學書籍，它涵蓋基礎及臨床醫學、藥理及藥物治療。這本醫書其實是藉黃帝之名增加其權威性及知名度，但寫的年代不是完全清楚，有可能是戰國時期（公元前四七五年至公元前二二一年），或是漢朝時期（公元前二〇二年至公元二二〇年）。《黃帝內經》著作的時期與古希臘羅馬時期相當，而其中心血管醫學之豐富不下於希臘羅馬的醫學。

《黃帝內經》中對血管認知的中心觀念是「心主身之血脈」（心臟主導全身血的運行及脈道的通暢）。心主導全身血脈運行，是仰賴於心陽心氣，也可以說是生之於心火。這個觀念可比美希臘羅馬醫學家的理論。希伯克拉提斯（Hippocrates）的理論中認為心火維持四元素平衡，護衛人體健康。亞里斯多德認為心內存著一把生命之火，推動血液在血管中流動。火象徵著動力、熱能，也難怪中國及希臘醫學、哲學大師都引用心火做為血液流動的能源、生命的動力。

文藝復興時期後的醫學進展

義大利文藝復興給西方藝術文化帶來嶄新的思考及創作，文藝復興也給醫學帶來較理性，也就是現代人所說較科學化的註解。文藝復興先驅者、藝術大師李奧納多・達文西（Leonardo da Vinci）為了使他的繪畫更生動有力，做了不少動物的解剖，後來也做人的屍體解剖。他將他的觀察以精細的繪畫記錄下來，在他的解剖繪畫中，以心臟最特出。

他指出心臟的主要成分是肌肉，靠著肌肉收縮就能將血液由心臟送入大動脈。達文西描述大動脈與心臟接觸處有瓣膜控制血液單方向流動。他的這些觀察推翻了蓋倫錯誤的想法，對後代具有重大的影響。

達文西是一位空前絕後的博學者，他在藝術方面成就非凡，舉世皆知。他最受歡迎的作品是目前存放在法國羅浮宮的《蒙娜麗莎（麗莎夫人）》，每一時刻都有來自世界各地的一大群人想看這幅畫；另一幅《最後的晚餐》則懸掛在米蘭的一座教堂，受人景仰。但藝術只是達文西的許多貢獻之一，他在建築、機械（機器人）、解剖、外科等方面都有卓越的成就，可以說是貫穿人文、科學、工程及醫學領域。

在十六世紀中旬，西班牙有一位反對基督教三位一體的神學學者，名叫米格爾·塞爾韋特（Michael Servetus）。他寫了一本關於神學的書，叫《基督教原旨》（*Christianismi Restitutio*）。書中不只談論宗教，也涵蓋天文、地理、醫藥等等。很妙的是，其中的醫學論點可說是一部完整的醫學書。

後人很訝異在這本反基督教三位一體的宗教書中，竟涵蓋很先進的醫學觀念，其中描述的肺循環是極具突破性的理論。有人認為這位宗教家的醫學理論取材於阿拉伯醫學家的著作。這是很有可能的，因為公元九至十三世紀，伊斯蘭國家（阿拉伯及波斯）的科學、醫學及數學非常發達，比處於黑暗時期的歐洲先進多了。

在醫學方面，波斯有一位伊本·西那（Ibn Sina）寫了一本鉅作《醫典》，這本書後來翻譯成拉丁文（英譯名*Canon of Medicine*）風行歐洲。伊本·西那的阿拉伯名字被拉丁化為阿維森納（Avincinna）。對此背景不熟悉的人，還以為這本《醫典》是歐洲人寫的。

在這本經典著作中，有提到血管循環，尤其是肺循環，但觀念是錯誤的。後來一位在大馬士革的阿拉伯人，伊本·納菲斯（Ibn Al-Nafis）熟讀了伊本·西那的《醫典》，做了詳細評論，還把這些評論寫成專書。這本書的書名很長，但可簡譯為《伊本·西那醫典的評論》。這本書之所以流傳到後代，是因為書中描述了正確的肺循環觀念。他對伊本・西那錯誤的肺循環觀念指出革命性的修正。在書中，他提出肺動脈是由右心室將血運輸到肺部，然後由肺靜脈將血帶入左心房。肺循環的主要功能是將由肺部吸入的氧氣經由肺血管帶到全身。

伊本・納菲斯寫這本評論時才二十九歲，可以說是相當大膽也充滿信心的。伊本・納菲斯十六歲開始學醫，早期在大馬士革的醫院受醫學教育，由於表現優良，學成後被派去埃及開羅當御醫。他一生中著作很多，但其中最有創新力的是《肺循環》。他對肺循環之所以有特別見解，要歸功於他很早就從事解剖及生理研究。他這本評論書被翻譯成拉丁文，在歐洲流傳不久，因為不受到大家注意，很快就消失了，一直到一九二八年才被考古學家發現。西班牙反三位一體的塞爾韋特可能是讀了這個拉丁譯本，做了綜合評解後納入他的神學專書。但肺循環這個獨特且重要的發現還是沒有受到重視，可能是這個觀念太新了，而且不符合當代的循環論，因此這個具革命性的發現也很快被遺忘了。

心血管及血液循環的種種怪論，流傳到十六世紀才被哈威以科學方法打破。

第2章

科學化的血液循環論

歐洲的文藝復興啟發了人的自由思考，不只對藝術繪畫影響鉅大，也啟動了對科學求真的精神。在文藝復興意味濃厚的環境下，義大利的大學學者興起了解剖學的風潮，其中以老牌頂尖的帕多瓦大學（Padua University）的解剖學最為興旺。帕多瓦被稱為是科學復興的發源地。

當時，義大利北部地區許多城邦戰亂頻繁，帕多瓦被威尼斯王朝攻佔。威尼斯重視文化教育，看重帕多瓦大學，從世界各地廣攬教授，讓帕多瓦大學自由發展，容忍自由思考與創新發揮。帕多瓦大學的醫學，特別是解剖學，很快地成為歐洲甚至全球之首，產生了大師級教授，也吸引了優秀的外國學生來進修。其中一位學生來自於英國，他精通解剖學之後回英國，完成鉅作《由解剖釐清心及血流動》（*Exercitatio Anatomica de Motu Cordis et Sanguinis in Animalibus*），給世人帶來嶄新而且正確的循環論。這位心血管循環醫學的開山祖就是威廉・哈威醫生。

血液循環醫學的開端

十六世紀末，哈威出生於英國東南角的肯特郡。他在劍橋大學接受通才教育，之後赴義大利帕多瓦大學攻讀解剖學。獲醫學博士後，他回劍橋大學進修，又獲該校醫學博士，於倫敦任教多年，後來受聘為御醫。他結合解剖學及生理學研究血液循環，並不贊同哲學及宗教觀點對循環的論述。

十七世紀的英國，醫學不甚發達，受歐洲內陸的理論影響頗大。當時羅馬醫生蓋倫倡導的兩套血管論也被視為經典，以放血術治病流行於英倫。在這種處境下，哈威除了看病之外，把時間完全放在生理解剖上，希望以實驗結果推翻傳統觀念。

他以實驗方法計算出心臟每分鐘抽送的血液量，並測量出全身的血液體積。他的實驗結果顯示，血液是在一種密封的系統下循環，並不是像蓋倫所說動脈及靜脈的血是開放的，每次循環後便消耗掉。他提出人體血液循環方式：左心室將血液流入主動脈，然後流入中型動脈，再流入小動脈；小動脈的血液由小靜脈收集後，流入中靜脈，由大靜脈流入右心室，再經肺循環回到左心室。整個循環滴水不漏。

他的循環藍圖奠定現代循環系統的根基，被尊崇為醫學科學歷史上最重要的發現，其影響深遠，貢獻鉅大。

但他的循環系統論發表並不是馬上被接受，反而受到不少攻擊。當代醫學專家受傳統觀念影響，批評他的循環論不合自然邏輯。當時還有人問：「若血液不被消耗，有什麼用？為何要循環？」這些問題在當時頗受重視，因為大家並不了解血液的功用及血液中的奧祕；一旦明白了血液是含有許多活生生的細胞，有特殊功能的蛋白質及營養素，就會知道血液的珍貴，一滴都不可以浪費。

科學的新發現經常不會被傳統接受，但最後還是真理得勝！哈威的循環系統論終於成為了解人體（動物體）最重要的關鍵知識。沒有他的循環論，就無法了解人體運作的奇妙。但是，哈威的循環系統論並不完美，其中有些缺口。最重要的缺口是：小動脈的血液如何流入小靜脈？哈威並沒有給出令人滿意的解釋。半世紀後，這個缺口才被一位義大利解剖家填補，這位學者名叫馬爾皮吉（Marcello Malpighi）。

微血管的發現

馬爾皮吉在義大利波隆那（Bologna）大學獲得醫學及哲學博士學位後，留校任教，他專門以顯微鏡來觀察並分析組織結構。在他敏銳的眼睛及思考下，發現了不少新的組織，其中一項是微血管。

他以動物為模式觀察血管，發現了網狀的細微血管，於是提出動脈血液是匯入這些微血管，再由微血管流入靜脈。後來的實驗證明他的分析正確。人體各個器官都有微血管網，微血管形成網狀主要是增加血液循環體積及血液量。這是相當實際的設計，方便氧氣及二氧化碳的交換，也讓血液中的營養成分可以迅速由微血管滲透進組織。有一些器官的微血管不是網狀的，為了因應特殊的需求，微血管在腎臟形成球狀以便過濾之用；而在腦部則形成障壁，以阻止血液中的毒物進入腦內。

血液由心臟輸入動脈之後，流速大、壓力高，因此沒有回流的憂慮。但是靜脈的血液流速慢，再加上地心引力，下肢體的血會逆流。那麼靜脈的血液該如何避免逆流呢？解剖學家們發現，靜脈是利用瓣膜來防止血液逆流。

早在一五四五年，巴黎的解剖學專家發表有關靜脈瓣膜的論文，幾年後，義大利的學者也觀察到微血管。他們的發現並沒有受到重視。三十多年後，義大利解剖大師法布里修斯（Hieronymus Fabricius）在顯微鏡下看到了靜脈的瓣膜，才引起注意，但當時對靜脈瓣膜的功能並不了解。

哈威是首位將靜脈瓣的功能闡明的醫學家，他指出靜脈瓣的功用是避免靜脈血液倒流，藉此維持靜脈的流速。靜脈瓣在生理上對維持靜脈單方向循環扮演著重要角色。一旦靜脈瓣受損，病人下肢靜脈血液倒流，會引起慢性水腫、發炎等麻煩的毛病。儘管哈威認定血液是在血管腔內川流不息，但他並不清楚血液內的成分及其功能，也不清楚血管的結構及活性。直到三百年後，血液及血管的奧祕才逐漸解開。

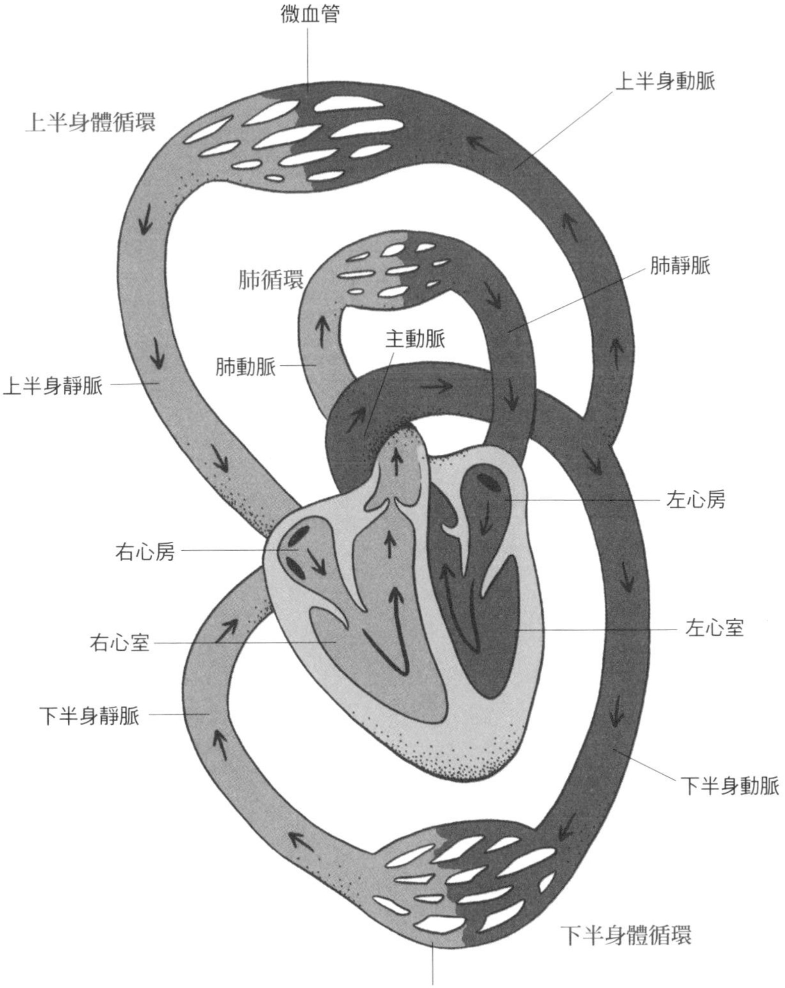
微血管
上半身動脈
上半身體循環
肺靜脈
肺循環
主動脈
肺動脈
上半身靜脈
左心房
右心房
左心室
右心室
下半身靜脈
下半身動脈
下半身體循環
微血管

▲血液循環示意簡圖

第3章

血管不僅僅是運輸血液的管子

哈威發現的循環系統是醫學歷史的里程碑，消除了錯誤觀念並提出新方向。但當時的人把血管當作是運輸血液的管子，並不知道血管其實是活生生、具有多功能的人體器官。公元一八八〇年，德國一位著名病理學家發現血管腔包圍著細胞，提出血管是有生命、有生理功能的。他敏銳正確的觀察，很可惜沒受到注重，很快被遺忘了！

將近一百年後，才有研究報告確定血管是有生命的，而圍繞血管內壁的單層內皮細胞具有重要功能。二十世紀中旬，在解析度高的顯微鏡之下發現內皮細胞一個緊接著一個，留下很小的空隙。當時科學家便提出內皮細胞層具有障壁的功能，不讓管腔內循環的血液泄漏出去。

血管的障壁功能

人體的血管分為三大類。由心臟出來的血管叫動脈。心臟緊接著主動脈，主動脈分支為中型動脈，再分支為小動脈，小動脈連接到微血管。微血管形成網絡狀，網狀的細微血管連結並接到小靜脈。幾條小靜脈流入中型靜脈，中型靜脈再連接到大靜脈而入心臟。人體的血管很多，其長度估計是十萬英里（約十六萬公里），可以繞地球兩、三圈。所有血管的表面都鋪著一層內皮細胞。動脈的內皮細胞層及靜脈的內皮細胞層都有細胞緊密連接，空隙很小。這層內皮細胞形成障壁，使血液不至流落血管外。這個障壁功能對於血液循環、氧氣及營養物運輸極其重要。

微血管的主要工作是讓血液中的氧氣及養分滲透到血管外，進入鄰近細胞，然後把細胞釋放出的二氧化碳及小分子化學廢物引入血液。其內皮細胞層便沒有動脈及靜脈的規則排列。有的微血管內皮細胞層之間有很大空隙，可以讓血球通過，骨髓內的微血管內皮細胞便具有這種結構。

骨髓是造血球的器官。血球造好後，要讓它進入微血管，然後隨著靜脈及動脈運行。有著大空隙的內皮細胞層，方便讓血球進入血管腔。跟骨髓內血管相反的是，腦部的血管障壁超級嚴謹，以此管制血中成分進入腦部。

闡明血管壁的奇妙功能

要更進一步了解內皮細胞的功能，需要分離出內皮細胞做人工培養。許多實驗室試著把分離出來的內皮細胞做人工培養，但都失敗了，因為內皮細胞一旦離開血管就容易死亡，使用一般細胞培養液無法讓內皮細胞存活及繁殖。

一九七〇年間，美國有三個實驗室（包含我任職的愛荷華大學醫學院的血液實驗室）解決了人工培養的難題，以新的培養液成功地把動物及人的血管內皮細胞在培養皿上培養繁殖。培養成功的細胞可以用來做深入的生化研究。當時，我很興奮能夠加入這項研究，有了培養出來的內皮細胞，的確可以做出以前無法進行的細胞分子生物及生物化學實驗。後續有許多實驗室也加入這方面研究，幾年內便累積了許多寶貴的結果，闡明血管壁的奇妙功能。在此舉幾個例子。

內皮細胞種入培養皿後，細胞繼續繁殖生長，幾天後形成一層鵝卵石般的表面，這些細胞一個一個緊密連接，空隙很小，就像血管的內皮細胞層。從生化實驗結果發現，內皮細胞之所以能維持緊密的連接，是靠著細胞之間幾種連接蛋白質互相扣住，將細胞連結在一起。這些連接蛋白質的交互作用很嚴密地管控血管腔內的血球、蛋白質、金屬化學物及其他小分子化學物的進出。

血管腔內循環的血液涵蓋多種細胞，如紅血球、血小板及白血球。白血球又分淋巴球、單核細胞及顆粒細胞。正常狀態下，這些細胞個體的循環不會互相凝聚，也不黏附管壁，一旦人體受到感染，白血球會穿過血管進入受感染的組織。

早期並不明白白血球是如何穿越血管，但培養出內皮細胞後，透過生化實驗便可以進一步探究其原理。原來人體在受到細菌感染後，白血球會釋放出化學因子，刺激內皮細胞面向管腔的表面表達黏附因子。這些黏附因子與循環中的白血球發生作用，黏入的白血球在內皮細胞表面翻滾後，穿過內皮細胞進入血管，再穿越血管進入組織。沒有感染時，內皮細胞不表達這些黏附因子，因此白血球不會黏附於血管壁。

培養內皮細胞後更奇妙的發現是，這種細胞具有特殊代謝功能，可以製造其他細胞製造不出來的小分子化學物。這些小分子調控血管舒張及血流動力，讓各種血球在循環中互不干擾，也不會黏附到血管壁。這些小分子還會保護內皮細胞。

培養內皮細胞研究得到的新訊息，深深地改變了對血管的看法。血管不只是讓心臟抽送出的血液可以四通八達的管子，血管是有生命的！它使用各種精細的設計來保持血液循環的暢通，確定血液每分每秒都順利通過全身大小器官與組織中的細胞。

另外，在動脈及靜脈中有一層平滑肌細胞，這些細胞有內在的收縮及鬆弛功能，讓血流得以維持正常速度及壓力。動脈比靜脈的平滑肌細胞多，因此收縮力強，血流速度快；微血管只有管壁一層內皮細胞，並沒有平滑肌細胞，因為不需要調節血流流速及壓力。

平滑肌細胞對外在的刺激物反應快，常會受刺激而收縮。幸好有內皮細胞分泌幾類小分子化學物，維持動脈平滑肌細胞的鬆弛。一旦內皮細胞功能失調，無法產生這些小分子，小動脈就會長期處於收縮狀況，導致血流減速及高血壓。

動脈及靜脈的最外層有纖維原細胞，主要功能是製造膠原蛋白質做為血管的支架，還製造彈性蛋白質，分布於血管的內層及中層。彈性蛋白質讓血管具有彈性，使血管可適應血的壓力，不至於破裂。

微血管的奇異類型

微血管是網狀的微細血管，分布全身，上接小動脈，下連小靜脈。它不只口徑很微小，管壁也只有一層內皮細胞，沒有平滑肌細胞或纖維原細胞。這種結構適合供給氧氣及營養物給細胞，還能攜帶二氧化碳及代謝廢物到肺部及腎臟再排出體外。人體內的微血管網狀及結構都很相似，但有些特別功能的微血管則大不相同。

腎臟內的微血管不是網狀而是球狀，叫做「腎小球」。

在醫學歷史上，首次發現腎臟有這類微血管的是十七世紀義大利的解剖學大師馬爾皮吉教授。在他的一本專書中，有一章關於腎臟解剖組織的描述，其中有詳細的球狀體報告。當時對腎小球的詳細結構及功能還不清楚，直到一百多年後，十九世紀英國的威廉．鮑曼（William Bowman）才解開了腎小球微血管的結構，並且發現腎小球微血管和腎小管的密切關係。

每一個腎小球有二十幾條微血管，這些微血管的內皮細胞間有空隙，有利於血中的物質通過。但是內皮細胞底層的基底膜呈現機制不讓蛋白質通過。經由微血管排出的代謝物及金屬離子，直接進入腎小管通道而由尿排出體外。綜合而言，腎臟的腎小球微血管的特殊結構可以將廢物很有效地由血液排入尿液，最終排到體外。

肝臟內的微血管也很特殊，是竇狀的，即內皮細胞間有大空洞，沒有底膜隔開，血中的物質可以無阻礙通過微血管壁進入血管外的空間，然後進入肝細胞。肝臟微血管除了內皮細胞外，還附著庫佛氏細胞（kupffer cell）。庫佛氏細胞是一種大吞蝕細胞，主要吞蝕血中的大分子量廢物、細菌、損壞的血球等等。肝臟微血管的內皮細胞和一般微血管內皮細胞也不同，它能內吞較小分子量的損害物，同時調控肝臟血管的血管張力。

那麼為何肝臟內微血管的兩種細胞（內皮細胞及庫佛氏細胞）都具有吞蝕血中物質的功能呢？主要原因是肝臟內的肝動脈及門靜脈內的血液都流入微血管，肝動脈的血液清新含氧，而門靜脈則是連接到胃腸、胰臟等器官內靜脈。這些器官產生的廢物，還有由胃腸入侵的微生物損害細胞及食物中的雜質，由靜脈流入門靜脈，再流入微血管。為了清除由門靜脈來的廢物雜質，微血管才裝備了這兩類特殊細胞執行清理工作。這種功能實在神奇，令人驚嘆！

腦部的微血管也非常奇特。腦是全身最精巧脆弱的器官，整個腦有頭骨保護，為了避免血液中部分物質對腦有傷害，腦的微血管和腦中一種稱為星形膠質細胞

（astroglial cell，簡稱astrocytes）以合作無間的方式形成屏障，嚴謹管控進入腦部的物質。這個屏障叫做血腦障壁（blood brain barrier，簡稱BBB）。血腦障壁容許氧及水分進入腦部，也經由特別機制管控葡萄糖進入腦內供做能源。

十九世紀末期，德國有研究者對腦的屏障覺得好奇。他將幾種染色劑注射入動物體內，檢測各器官及腦的染色狀況。各個器官都染了色，唯獨腦沒有染上。二十世紀開元，另一位德國研究者將對腦有作用的化學物打入動物血液，發現這個化學物對腦的功能沒有影響，但是把藥物直接打入腦液，腦的功能很快就出現變化。他認為他注入的化學物無法由血液進入腦，於是把這個現象稱為血腦障壁。

十多年後，愛德溫・郭德曼（Edwin Goldman）用藍色生物染劑打入血液中，發現腦不會呈現藍色，但這個染色劑直接打入腦室中，整個腦卻變得深藍。他這些實驗結果支持了血腦障壁的觀念。

腦的微血管是如何形成血腦障壁呢？當時無法找到答案，等了五十多年後，才在電子顯微鏡下找到很奧妙的地方。微血管的內皮細胞與腦中星形膠質細胞連結，形成了密封的閘門，只容許適量水分進出。必要的營養品如葡萄糖，無法很隨意地由這個管道進入腦部，必須和特別的受體結合才能進入。血腦障壁的目的，就是不要讓血液中的毒物或病菌進入腦部，造成腦部傷害。

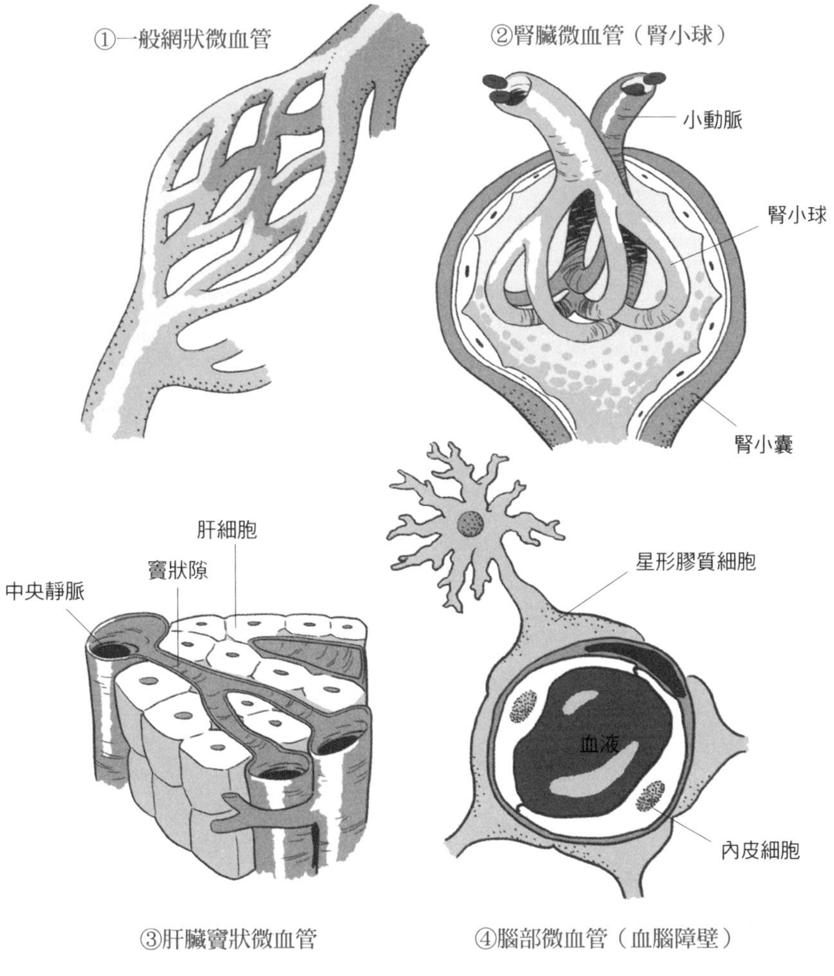

▲微血管的不同型態示意簡圖

交換氣體的血管

人體有兩套循環系統，一套會運輸氧氣及營養品到各器官，這一套循環系統叫做「主循環」或「體循環」；另一套是專注於補給氧氣，釋放二氧化碳，為了補足氧氣，這套循環必須進出肺部，因此叫做「肺循環」。

肺循環的血管也分為肺動脈及肺靜脈，其結構與主循環的動脈及靜脈沒有太大差別。有趣的是，肺動脈比較像主循環的靜脈，血中氧氣低，而肺靜脈像主循環的動脈，血中已經補足於氧氣。

第4章

血管內流著紅色液體

鮮紅色的血在人類歷史上占有相當重要的分量。當人看到鮮紅色的血由傷口噴湧出來時，心裡充滿恐懼及憂慮。鮮紅血給哲學家帶來許多想像空間，將血當做靈氣之所在，當做生命的要素。

血給人類社會帶來多采多姿的成語及俗語。以血來描述親情（血濃於水）、友情（歃血為盟）、青春（血氣方剛）、哀痛（杜鵑啼血）、忠誠（碧血丹心）、激情（熱血沸騰）的成語非常豐富。鮮血代表的是剛烈、忠勇、戰爭，但很少用來描寫喜愛或愛情，主要是紅色的血太令人敬畏了。

醫學及科學家幾百年來探索著一個很基本的問題：為何在血管內循環的液體是紅色的？一直到二十世紀中旬，這個問題才得到了答案。血的紅色是來自紅色球內攜帶氧氣的血紅素（血紅素蛋白）。血紅素的紅色讓紅血球呈現紅色，也將血染成紅色。

血的紅色來自血紅素

在動脈內循環的血是紅色的，在靜脈內也是。一度有種說法是，皮膚表面的靜脈看起來是藍色的，所以靜脈的血是藍色的。但是從皮膚表面靜脈中抽取出來的血液還是紅色的！皮膚上的靜脈之所以呈現藍色，是因為光線反射之故。

紅血球是血液中數量最多的細胞，密度很高，因此十七世紀幾位對顯微鏡有專長的觀察家便觀察到一滴血中含有許多紅色半圓的個體。這些呈現紅色像球一般的東西就被稱為紅血球。紅血球的表面膜構造很特別，可隨意變形。紅血球內沒有細胞核，因此不會繁殖再生，一旦進入血液，每個紅血球存活大約一百二十天便死亡。紅血球細胞內最大住戶就是血紅素，也因為紅色血紅素使得整個紅血球呈現紅色。

血紅素的生化性質到了二十世紀前期才逐漸被解開。它是很複雜的蛋白質，除了球蛋白外，還含有血基質（heme）。血基質含鐵質，是紅色的，這也使得血紅素蛋白呈現紅色。一九四〇年代，血紅素的結構被解開，科學家對其生化功能有了進一步了解，它的主要功能就是運輸氧氣，這種運輸功能非比尋常。血紅素必須具備內在的適應機制才能攜氧及釋氧，由肺動脈進入肺部氧氣含量高的肺氣泡內。血紅素緊緊地把氧氣黏住，血液循環到微血管時，再很迅速地把氧氣釋放。從分子結構及功能研究上發現，血紅素具有很特殊的結構性能，當氧氣量低時，血紅素呈現放鬆結構，一旦黏住氧氣，結構收縮，就能將氧氣緊緊嵌住，不讓氧氣隨意離開。到了微血管時，結構放鬆，氧氣不再受限制，便由血紅素解脫，滲透入周邊的細胞。

簡而言之就是，動脈循環的紅血球內的血紅素蛋白呈現收縮結構，將氧氣緊緊嵌住，而在靜脈循環的紅血球內，血紅素的結構是鬆懈的。

血其實是會變色的。有的人吃了硫磺胺類或含硝酸類的藥，會呼吸困難，抽血一看，血變黑色了！這是因為藥物會讓血紅素內的鐵離子氧化，從正常的二價變為三價。含三價鐵的血紅素失去了紅色，變成可怕的黑色。黑色的血紅素無力攜帶氧氣，而且會讓附近還存在的正常血紅素緊緊嵌住氧氣不放，造成全身細胞缺氧。如果沒有馬上給解藥，會有生命危險。解藥就是還原劑，能將血紅素中的鐵離子還原回二價，黑色的血就能迅速地恢復原來的鮮紅色。

大量出血時，血中紅血球量減得很低，血紅素的量也大減，沖淡了血液的紅色。這時氧氣運輸變得不足，器官得不到足夠氧氣，產生急性病變。心臟也因為缺氧會加快血液抽送，心跳加速，而腦部氧氣不足導致頭暈，甚至昏厥不省人事。

輸血與血型

十五世紀就有人嘗試以輸血救人，當時都是用動物的血輸入人體。但這樣的方法輸血不但救不了人，還會引起強烈副作用危害人命。

十九世紀初，一位英國婦產科醫生看到一位即將生產的婦人子宮出血不止，瀕臨死亡。他緊急從這位婦人的丈夫身上抽血，將血直接注入婦人靜脈，救活了這位婦女。可以想見他當時有多麼興奮。他繼續使用輸血方式救出血的產婦，可惜並不是所有輸入的血都有效，成功率只有百分之五十。

二十世紀初，有血液之父之稱的卡爾•蘭史坦諾（Karl Landsteiner）透過實驗找出不成功的原因。他發現紅血球具有四種血型，稱之為Ａ、Ｂ、Ｏ及ＡＢ型。每個人的血球只表現一種血型。將紅血球Ｂ型人的血輸送到Ａ型的人體內，會產生很厲害的反應，輸入的Ｂ型紅血球會被溶解掉，不但補不了血，反而帶來嚴重的溶血後遺症，最終導致死亡。輸入同型的紅血球便很融洽，可以拯救生命。

血型還有些不科學的趣談，譬如說Ｏ型的血可供應給所有不同血型的人（Ａ、Ｂ或ＡＢ），是慷慨的象徵；而ＡＢ型可接受其他各型的血，但不能輸血給任何其他血型的人，是屬於只收不給的自私行為。後來發覺到有的同型輸血也會產生反應，這才發現紅血球上還有其他血型，如Rh、Ｐ、ＭＮ等等。每個人的紅血球ＡＢＯ血型可以透過血型測驗得知，而輸血前檢查其他血型的吻合可使用交叉測驗。有了這兩種血液測驗方法，輸血變得安全可靠，的確救了很多人的生命。而事實上，輸血是在補足血紅素。

血紅素與人造紅血球研究

血紅素愈高，是否人的能量就愈大，做起事愈有力呢？事實剛好相反。有些疾病就是因為血紅素太高引起的。這種病的特徵是臉色呈現褐色、血壓高、頭腦不清。驗血時會發現血紅素超高，紅血球數量超過正常值，其原因是骨髓內的造血工廠造了過多紅血球，也因此血紅素過高。血中的紅血球過高時，血液黏性高，流動得慢，雖然每個紅血球充滿了氧氣，但運輸得很慢，無法滿足腦的需要，因此頭腦不清。

很有趣的是，這種問題透過放血可以有很好的療效。每次放血半公升，連續放個幾天，頭腦便恢復清楚的狀態。但若是長期治療就不能靠放血，而是使用藥物抑止骨髓製造過多紅血球。

過去有一段時間，有個很熱門的研究是以血紅素為主的人造血液。科學家們以豬的血紅素代替人的血（紅血球）。理論上相當不錯，血紅素注射入血液時會直接黏住氧氣，而將其運輸到各器官。但實際上運輸血紅素的狀況則不如人意，一旦進入血液，血紅素不穩定，很快就被分解掉，而且迅速地由腎臟排到尿中。那時大家才知道紅血球的重要，將血紅素放置於紅血球內是為了保護血紅素。後來科學家想用材料工程技術製造類似紅血球的膜，將血紅素包起來。經歷了不同嘗試，可惜沒有成功。到了誘導性多功能幹細胞發明之後，對人造紅血球有很大的轉機。

誘導性多功能幹細胞，簡稱iPSC，是一種以基因工程將已經分化的細胞，如纖維原細胞或血中單核白血球轉變為像胚胎幹細胞這樣多功能的幹細胞，然後用生化方法將幹細胞分化為紅血球。已經有實驗室走完整個程序，能製造出可攜帶氧氣的紅血球。下一步就是量產，並且確定紅血球上表達的血型。

人造紅血球含的血紅素與自然的血紅素並沒有差異。期待有一天可以製造大量的人造紅血球存於血庫，以備不時之需！

第2課

動脈硬化及血栓

——心血管疾病的元兇

血管鈣化自古即存在

血管的硬化

炸藥原料解除心絞痛

急性心肌梗塞及缺血性中風

天然抗血栓藥：水蛭與肝素

殺鼠藥變成老牌抗血栓藥

動脈硬化是一種慢性動脈病變，可以說是心血管疾病的根基。沒有動脈硬化，便不會產生冠心病或缺血性腦中風。而血管硬化被認為是現代人特有的「文明病」，但沒想到的是，三千多年前的木乃伊屍體便已經發現有動脈鈣化現象了。

動脈鈣化是動脈硬化的特徵，由此可見，動脈硬化是人類古老的病。

動脈硬化本身不會引起嚴重的動脈堵塞，因此不至於引發心肌梗塞或缺血性中風。一旦硬化斑塊破裂，血栓迅速形成會很快堵塞，阻礙血流，便產生心肌梗塞及缺血性中風。心肌梗塞及缺血性中風的殺傷力大，是全球首號生命殺手。

急性心肌梗塞及缺血性中風的治療，是以去除及減低血栓為目標，主要以兩類抗血栓藥為主，即「肝素」和「華法林」兩個老牌藥，其中還有一段相當有趣及不尋常的歷史。

在二十一世紀迎來了新一類直接抗凝血的口服藥，將會取代華法林，讓抗凝血相關研究有新的發展。

第5章

血管鈣化自古即存在

心肌梗塞被認為是二十世紀新興的疾病。二十世紀初才確定了心肌梗塞的存在，卻在短短二十年後成為歐美白種人最常發生的慢性流行病。主要是社會的變遷、生活習慣的變動、工作的壓力等因素讓心肌梗塞由美歐延燒到整個世界，成為全球最凶惡的病魔及最大的殺手。

二十世紀中期，才確定心肌梗塞的原因是心臟動脈硬化，而動脈硬化也被認為是二十世紀的病變，這與社會及職業的變遷有密切關連，是所謂「文明」社會的產物。

當所有的矛頭都指向現代人求美食、缺乏運動、縱容壞習慣為心血管疾病的主兇時，二〇一一年的一個研究報告向這個所謂的文明病挑戰，讓學界對血管硬化及心肌梗塞是二十世紀之後出現的文明病打下一個很大的問號。

木乃伊也有血管鈣化

心血管影像專家每年都會聚集於盛大國際年會，報告新的學術發現及新技術。二〇一一年的國際年會在荷蘭的阿姆斯特丹舉辦。會中，蘭道爾・湯普森（Randall Thompson）博士將他與國際夥伴合作有關木乃伊影像的結果做了驚人的報告。

埃及的木乃伊保存完整的屍體，湯普森利用這個特性，以新穎的影像技術偵察木乃伊屍體的動脈硬化。晚期動脈硬化常會有鈣化現象，而鈣化可用影像技術偵察出來。他與國際合作伙伴使用電腦斷層掃描（CT scan）探索埃及博物館的木乃伊屍體，在七十六具木乃伊中，有二十九具（占三十八％）偵察到血管鈣化！

這個團隊更進一步對世界其他收藏的木乃伊做電腦斷層掃描，在祕魯、美國西南部及阿留申島的六十一具木乃伊偵察到血管鈣化的有二十三具（三十七％）。他的報告顯示動脈硬化在古代人（三千到四千年前）已經普遍存在！

電腦斷層掃描是根據血管鈣化來診斷血管硬化，無法看到血管硬化的整體變化。其實在一百五十年前，哲馬克（Johann Zermack）便將木乃伊的屍體解剖，用顯微鏡檢查血管後，發現胸腔大動脈上有相當大的鈣化斑塊。

哲馬克是一位生理學家。他出生於波希米亞（今日的捷克）的布拉格，去奧地利維也納醫學院念醫學，畢業後回到布拉格的生理研究所。該研究所有兩具木乃伊供研究用，一具木乃伊是年輕人的屍體，五臟血管不全，沒辦法做顯微鏡檢查；另一具是成人婦女，血管保持完整，因此用顯微鏡可以偵察出血管硬化的鈣化斑塊。

哲馬克這個報告當時沒有引起學界注重，很快就被遺忘。半個世紀後，開羅大學解剖學史密斯教授（Grafton Elliot Smith）解剖了埃及法老梅內福塔（Merneptah）的木乃伊屍體，在顯微鏡下發現大動脈上有粥樣硬化，並含有鈣化斑塊。

史密斯把樣本送至英國病理大師夏塔克（George Shattock）處做進一步檢查。夏教授確定是動脈鈣化及硬化。，並將結果發表在著名的英國皇家內科期刊。但由於木乃伊的解剖僅局限於一具成人古埃及人的屍體，很有可能只是特殊案例，不能確定血管硬化在古埃及是常見的血管疾病。這篇文章吸引了湯普森教授的注意，讓他一鼓作氣去組成國際團隊，以電腦斷層研究多具木乃伊的血管病變，這才發現了血管鈣化在古埃及時代已經是很普遍的病。

血管鈣化是晚期血管硬化的徵象。血管硬化病變有了鈣化後，很容易引發心臟病。由木乃伊遺體偵察鈣化，幾乎可以確定在三千多年前，血管硬化已盛行於埃及。血管硬化及心臟病，並不是現代人才有的病！

古埃及人血管硬化的可能原因

現代我們對血管硬化及心臟病發作的了解，會認為是起因於人類社會工業化造成的生活忙碌緊張、吸菸、喝酒量增加，以及運動及活動量減少。由於經濟發展，選擇性多，讓大眾的食物偏向高脂肪、高糖及高鹽，同時為了加強味道用了不少化學添加物，這些因素對血管造成傷害讓血管發炎，長期發展下來成為硬化病變。可是三千多年前的埃及人，生活習慣應該比較簡單，食物方面可能沒有那麼精緻化，多糖、多鹽或高脂肪的食物應該較少。既然這些風險因子並不嚴重，為何血管鈣化在古埃及那麼常見？

科學家極想了解其中奧祕，但也只能猜測，尚未找到實證。有一種猜測是，木乃伊是比較富裕的人的遺體，並不能代表一般民眾；而富裕的人，特別是皇親貴族，他們的生活方式或許比較缺乏運動，而且天天吃肉類食物，也不確定有沒有添加物，因此還是會得到血管硬化。另一種猜測是，古埃及人的血管硬化風險因子和現代人不同，有可能是受到細菌、病毒或其他微生物感染，才是重要風險因子。

這些猜測雖然有些道理，但和實際情況應該還是有出入，因為我們對三千多年前的埃及人生活方式及食物的使用並不了解。

使用現代精準影像技術觀看幾千年前古人的血管硬化，是相當有趣的事。假使我們身處在三千多年的埃及社會中，對血管硬化應該是一無所知。血管硬化是等到幾千年後才被病理學家發掘出來。近幾十年累積的研究成果，才了解到血管硬化是由於內皮細胞受傷害引起的慢性發炎病變，而內皮細胞的傷害，竟然是人為的！

第6章

血管的硬化

人類正常的動脈內壁表面光滑，而且呈現健康的粉紅色。十五世紀義大利文藝復興時期，藝術家們為了使雕刻及繪畫逼真，做了許多動物解剖，也對人的屍體做解剖。多才的達文西在做屍體解剖時發現，年長者的屍體血管壁較厚。這些描述象徵他有敏銳的觀察力，卻沒有很快影響到醫學。

在十八世紀的英國，有位充滿好奇心且觀察力敏銳的愛德華・金納（Edward Jenner）醫生，他在探索心絞痛病因時做了屍體解剖，發現死於心絞痛（事實上是心肌梗塞，也稱為冠心症）者，動脈上有斑塊，而斑塊內含肉狀物質，並且有些部分已經鈣化。金納的解剖報告將血管硬化描述得淋漓盡致，成為後代病理的典範。金納醫生是舉世聞名的疫苗始祖，在心血管方面也做了很大的貢獻。

血管粥狀硬化的三大成因

十九世紀時，病理學成為有系統的一個醫學專科，當時是以屍體解剖探討病的原理（簡稱病理）。病理興起後，病理醫師經常觀察到動脈表面的斑塊，以及斑塊內的粥狀物質。病理學家對斑塊的產生有高度興趣。當時病理大師紛紛提出有趣的理論，其中以德國柏林大學的魯道夫・菲爾紹（Rudolf Virchow）的理論最受注意。

菲爾紹提出的理論是，動脈粥狀斑塊是發炎引起的。維也納大學的病理學家卡爾・馮・羅基坦斯基（Carl von Rokitansky）挑戰這個理論，提出動脈硬化是由血管壁受傷害引起的，發炎是血管受傷害的反應，而不是主因。這兩位病理專家的爭論是當時的盛事，後來還是具有權威的菲爾紹理論壓倒了羅氏的理論。

到了二十世紀中期，科學家才發現血管硬化是由於血管壁內皮細胞層受傷害所引起的，但發炎反應是促進粥狀斑塊生長的主力。管壁受傷、發炎反應及脂肪沉積是血管粥狀硬化的三大要素。

嚴格來說，羅氏的觀點較正確，因為若能避開管壁內皮細胞的傷害，便不會有發炎反應及脂肪沉積，血管硬化就不會產生了。

膽固醇與血管硬化

血管壁的傷害因子不少，細菌的毒素、汙染化學物及發炎，都有可能傷害管壁的內皮細胞。但最重要的是膽固醇，這就與食物有密切關係了。

把膽固醇和血管硬化連結在一起的是一位德國化學家。十九世紀的德國，分析化學領域很強，對生物樣品中的化學成分存著很高的好奇心。他們對粥狀物質的化學成分相當有興趣，於是取得粥狀硬化樣本做詳細分析，結果發現其中以膽固醇成分最為顯著。

這個發現對化學家而言沒有太大意義，但是對俄國莫斯科的一位病理學家卻是一種啟發。

他餵實驗室的兔子吃含高膽固醇的食物，幾個星期後，兔子的大動脈已經有含粥狀物的硬化斑塊，而食用一般食物的兔子，其大動脈就沒有表面的變化。這個動物實驗成為經典研究，也是最常使用來研究動脈硬化的動物模型。食用高膽固醇食物的兔子，血中的膽固醇量增高，但是高膽固醇為何與血管硬化有關呢?當時仍不清楚。

膽固醇是人體必需的，它是細胞膜的重要成分，也是製荷爾蒙及膽汁酸的原料。給兔子吃高膽固醇食物，居然會造成血管硬化。其中一個可能性是，膽固醇還有其他不良的功能。

膽固醇與血中脂肪蛋白密度

生化研究結果顯示，人體內膽固醇製造及代謝相當複雜，而血中膽固醇更是錯綜複雜。詳細分析後，發現血中膽固醇並不是自由行，而是依附在脂肪蛋白質內。

血中脂肪蛋白質的種類不少，以其密度分析，發現有的脂肪蛋白質密度高，就叫做高密度脂肪蛋白（英文縮寫為ＨＤＬ），而有的密度低，稱為低密度脂肪蛋白（ＬＤＬ），其中都含有膽固醇。

臨床及流行病研究發現，血中ＬＤＬ膽固醇高的人，比較容易得冠心症。這些初期研究告訴大家的是，ＬＤＬ膽固醇量與冠心症有關，但其中因果關係仍不清楚。

有一種遺傳疾病叫做家庭性高膽固醇症，在一九三〇年代的挪威首次診斷出來。這種病症包含眼睛及皮膚油脂沉澱，以及年輕時（四十歲以下）就會得冠心病。後來發現這些患者血中膽固醇量超高，大部分是由於ＬＤＬ膽固醇很高。這個遺傳病為科學家帶來了解高膽固醇及冠心病因果關係的機會。

德州在達拉斯市設了一所新的醫學院，聘請了幾位傑出的醫生及科學家。其中兩位合作研究「家庭性高膽固醇症」。這兩位中的一位是醫生，名叫邁克．布朗（Michael Brown，在此稱為布氏），另外一位是生化專家，名叫約瑟夫．郭爾斯汀（Joseph Goldstein，就稱為郭氏）。布氏和郭氏合作的重點是探索為何這個家庭性疾病的ＬＤＬ膽固醇會那麼高，布氏也希望能開發出有效的治療。他們的合作成果彰顯，可以說是擦出巨大火花，照亮了醫學界，也為病人帶來醫治的福音。

他們發現血中LDL膽固醇超高，是因為肝細胞上的LDL受體基因突變，功能失調，變得無法黏附上LDL將其清除。其實當時並不知道肝細胞上有受體將血中LDL吞入細胞內分解。LDL受體是布氏及郭氏發現的，他們將這個受體純化，並解開其基因結構。他們在LDL受體研究上的貢獻舉世無雙，並且不限於這個受體的基礎研究，還將其應用在解開家庭性高膽固醇症的謎，開發出有效的治療方法，解除年輕人得冠心病的恐懼。

他們利用當時已存在的醫療器械把血中LDL拿掉，果然降低了血中LDL，並且減少眼睛、皮膚的脂肪沉澱。不過，以機器除掉血中的LDL膽固醇可以救急，卻無法長期降低LDL膽固醇。長期控制還是需要依靠有效的藥物治療。

控制膽固醇的藥物研究

新藥物的開發常常仰賴基礎醫學的新發現。當時有一些實驗室在研究血中膽固醇的來源。一般人以為血中膽固醇主要來自食物，但深入研究發現七十到八十％膽固醇是在肝臟製造，只有二十至三十％來自於食物。生化學家研究肝臟製造膽固醇的機制時，發現膽固醇的製造過程很複雜，是靠一群酶的作用，其中最關鍵的叫做HMG-CoA還元酶。如果抑制這個酶，膽固醇的製造幾乎歸零，血中膽固醇量也會大減。

這個基礎研究結果對新藥的開發有很大的貢獻，HMG-CoA還元酶成為很有價值的標的。日本及美國藥廠公司的研究者以此為標的，篩選土壤中黴菌分泌出的小分子化學物。這兩個天南地北的實驗室居然篩選出同一個會抑止還元酶的小分子化學物，這個化學物是他汀（Statin）藥物的始祖。

很巧的是，布氏及郭氏也在極力尋找可治療「家庭性高膽固醇症」的藥。他們得知默克公司已經開發出一種藥可抑止HMG-CoA還元酶，於是向默克公司要一些藥做臨床試驗。默克公司正在規劃證明他汀降高膽固醇的臨床試驗，因此樂意供給他汀藥。於是布、郭兩位教授將新藥提供給家庭性高膽固醇症患者使用。這個藥果然很有效地降低血膽固醇，並且減少眼睛及皮膚的脂肪斑。這是相當令人興奮的人體試驗結果，給家庭性高膽固醇症患者帶來希望！

這個小型臨床試驗的良好結果，也讓默克公司有動機進行較大規模的人體試驗。當時學界已經確定正常人的血中壞膽固醇（即指LDL）量高時，心血管疾病風險增高。臨床試驗的目的是要測定這個藥物是否可以降低血中壞膽固醇，並且減低心血管疾病風險。透過人體試驗，結果確定他汀類藥物可以降膽固醇及減低心血管疾病的風險。這個人體試驗也帶來另一項寶貴的信息：壞膽固醇過高時，會加速血管硬化，並且引發心血管疾病。

壞膽固醇造成血管硬化

壞膽固醇究竟是如何引起血管硬化呢？一個普遍被接受的理論是，含有壞膽固醇的脂肪蛋白氧化後，會傷害內皮細胞，使內皮細胞變為促進發炎的細胞。受到壞膽固醇傷害的細胞表面表達白血球黏附分子。血中的單核細胞及淋巴細胞黏附上內皮細胞後，乘機穿過血管內壁而進入血管壁中，引起慢性發炎。

這種慢性發炎如火燃燒一般加速粥狀斑塊的形成，還使斑塊容易破裂。單顆粒白血球還會變形成巨噬細胞把ＬＤＬ吃了。許多巨噬細胞內含ＬＤＬ膽固醇油質，這些油質形成脂肪球，有如泡沫，因此這類巨噬細胞被稱為「泡沫細胞」。早期的動脈硬化充滿泡沫細胞，形成脂肪線紋。

內皮細胞的傷害及白血球的入侵驚動了住在血管中層的平滑肌細胞，這些細胞加速移動到內層增生並釋放出發炎因子及膠原，本意是要修補血管內層，結果增大了硬化斑塊。

血管硬化是慢性的，從最早期脂肪斑紋到大斑塊形成，需花費很長的時間，大約二十年。這些變化還可以逆轉。風險因子除去或減輕後，會使硬化進展減慢，甚至中止。因此，硬化病變相當有機動性，是可以因環境變化而加速或減慢腳步。如果青少年時期就已經有風險因子，硬化會提早發生，並且會迅速發展，結果不到中年就可能得心肌梗塞。

從粥狀斑塊到鈣化

粥狀斑塊發展到一個程度即開始出現鈣化。血管鈣化的現象早就有記錄，但早期認為是一種自然退化現象，不太受到注意。最近學界才發現鈣化不是被動的，而是相當主動，而且鈣化時，斑塊上的帽狀膜變薄，變得脆弱易裂，因此得到冠心病的風險增高。這也使得動脈硬化中的鈣化愈來愈受到注重。

起先科學家以為鈣化物是鈣沉澱在發炎的結締組織上，最近的研究則有了驚人發現。血管的鈣化和骨骼的製造是同一種生化過程。骨

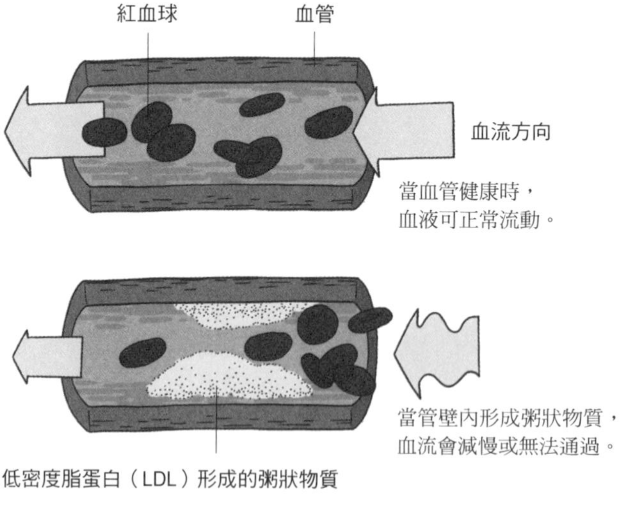
紅血球
血管
血流方向
當血管健康時，
血液可正常流動。
當管壁內形成粥狀物質，
血流會減慢或無法通過。
低密度脂蛋白（LDL）形成的粥狀物質

▲血管粥狀硬化進程示意圖

骼的製造是靠成骨細胞逐步鈣化而來。沒想到動脈斑塊內也是靠著類似成骨細胞的細胞產生鈣化。

動脈內並沒有真正的成骨細胞，怎麼能產生鈣化？最近研究發現粥狀斑塊內類似成骨細胞的細胞來自平滑肌細胞。平滑肌細胞受粥狀物質中的脂肪蛋白刺激，會轉變成類似軟骨細胞的細胞，同時開始鈣化，最後形成鈣化沉澱物。鈣化物在X光照射下呈白色，因此容易觀察到。木乃伊屍體的血管鈣化就是利用這個特徵發現的。

血管硬化並不會完全堵塞動脈。它就像一座火山，等到時機成熟，發炎熱度足夠，就會裂開，而引起爆發。引起爆發的是以血小板為主的血栓。血栓快速成長，終於堵塞住動脈而產生心臟或腦部的急性發作。

血管硬化不會直接產生器官損傷，但卻是心臟及腦部破壞的根源。避開了血管硬化，就可免去心臟或腦部這類令人心驚膽跳的病症。

動脈硬化引發疾病

將血液由主動脈運輸到心臟的動脈，外型如冠冕花環般包覆住心臟，因此稱為冠狀動脈。冠狀動脈容易產生硬化。當血管硬化到相當嚴重時，會以心絞痛發出警告，就是所謂的狹心症，更嚴重時就會堵塞住動脈而引發心肌梗塞。狹心症及心肌梗塞都是冠狀動脈硬化引起的，因此統稱為冠狀動脈心臟病（Coronary heart disease），簡稱冠心病。冠心病是全球生命頭號殺手，每年有一千多萬人死於冠心病。幸好，過去幾十年的流行病學研究已指出一條預防動脈硬化及冠心病的明路。只要有決心及有規律地從事預防工作，冠心病是可以避免的。

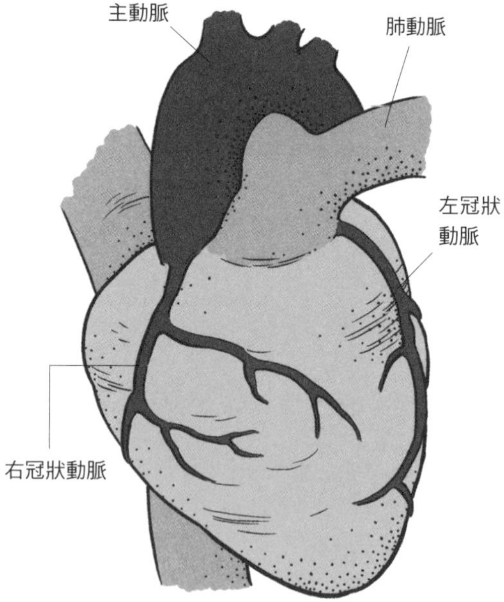

▲冠狀動脈位置示意簡圖

動脈硬化引起的毛病除了心臟病發作（冠心病）及腦中風（內頸動脈栓塞）之外，還有間歇性跛行症。這是由於運輸血液給下肢的股動脈（Femoral artery）有了嚴重的硬化，使血流受阻而引起。股動脈硬化是常見問題，許多高齡者有這種毛病，其中糖尿病患者又特別多。

股動脈硬化粥狀斑塊長得很大時，血流通過之處變得狹窄。平常作息需要的氧氣量不大，因此沒有什麼問題，但是當走路距離比較長時，血流緩慢供給的氧氣不足，下肢肌肉缺氧就會產生劇痛，走不動，此時坐下來休息一會兒，疼痛感就消失。這種因走路引起的痛，就叫做間歇性跛行症。

當粥狀斑塊愈長愈大，血流愈慢，能夠行走的距離就愈短。到最後，斑塊大到血流極其緩慢，便會連半步都走不了。缺血嚴重時，下肢皮膚容易掉落產生潰瘍，潰瘍很容易受細菌感染、化膿，變得相當痛苦而難以處理。

在醫學歷史上，記載間歇性跛行症的時間不算長。臨床上有詳細記載的是一百五十多年前在巴黎有位聞名國際的醫生夏克（Charcot）教授。夏克的臨床記錄非常詳細，給後代留下很好的醫學資料。但當時大家不知道心血管硬化致病的原理，他對此給了個有趣的理論。他認為間歇性跛行症是因為動脈發生痙攣使管腔縮小、血流滯慢。這個理論當時頗受歡迎，廣被接受，成為十九世紀經典。

夏克的動脈痙攣理論到了二十世紀中期才被推翻。原來股動脈及掌管心臟循環的冠狀動脈和腦循環的內頸動脈，都屬於中型動脈，容易產生粥狀斑塊。股動脈的粥狀斑塊也是逐漸成長，二、三十年後才會長大到堵塞血流。跟冠狀動脈及內頸動脈有所不同的是，股動脈比較不會產生急性血栓讓管腔完全堵塞，或是讓血流完全停止，因此不會像心臟病發作那樣，急性下肢肌肉壞死是很少見的。

股動脈硬化引起的跛行症，治療方式起初是根據血管痙攣理論嘗試以藥物除掉痙攣，但都不成功。後來試用血管鬆弛藥物，效果仍不佳。其中一種藥物來自於人體，是前列腺素的一種，叫做前列環素（PGI2）。這類前列腺素除了抑止血小板凝聚，還有鬆弛血管的作用。臨床試驗結果顯示效果不大，而且還有低血壓的副作用。股動脈硬化引起嚴重跛行症時，可以用手術裝置支架讓血液流通。支架的原理和冠狀動脈及內頸動脈的支架相似，手術方式也大同小異。

戰勝跛行症的最佳策略是在預防！需減低血管硬化的風險，比方說戒菸、經常且持續的運動、健康飲食及控制三高，都是很重要的預防方法。積極治療糖尿病更重要。一旦血管硬化風險降低，跛行及壞疽的發生率就會大減，甚至完全去除。

第7章

炸藥原料解除心絞痛

古代醫書曾記載一種如重石壓胸的胸部疼痛症狀，這種疼痛讓患者冒出冷汗，對這種胸痛產生驚慌。十八世紀，英國的開業醫生威廉・赫伯頓（William Heberdon）對這種胸痛做詳細的臨床檢查，並且有系統地整理成文章，發表在英國皇家內科年會。他將這類胸痛稱為「心絞痛」（Angina pectoris），這個病名沿用到今日。

心絞痛的原因與有效藥物的發現

赫伯頓認為這屬於胸部抽筋的問題，他發表的文章引起附近醫生的注意，這種胸痛成為他們在學會相聚時的熱門題材。他們對這種胸痛的原因及來源很感興趣，提出不同理論。發明牛痘疫苗的金納醫生也經常參加聚會，想知道這種胸痛的原因。

有一次，一位心絞痛患者去世，金納醫生有機會做屍體解剖，發現患者的冠狀動脈內含肉狀物質，有些部位呈現鈣化。他因此提出心絞痛是冠狀動脈病變引起功能不足造成的。金納透過屍體解剖的發現，將心絞痛與血管病變連結在一起，這是很重要的貢獻，也為心絞痛的治療開拓出一條新路。學者們紛紛提出是因為冠狀動脈病變引起循環不良、動脈痙攣或是刺激胸部神經引發胸痛，並且朝這些方向尋找止痛藥物。沒想到後來找到的藥，居然是一種炸藥的原料——硝酸甘脂（Nitroglycerin）。

當代藥物研究已有人發現一種亞硝酸（Amyl nitrite）可以增強心臟功能，並且能減低張力。英國的一位醫生布朗頓（Thomas Brunton）深信心絞痛是來自於動脈痙攣，既然亞硝酸具有強心並鬆弛血管的作用，何不給心絞痛患者試用看看？

患者試用後，胸痛稍微減輕。當時還有人不小心嘗到了炸藥的原料，頭痛居然減輕了。於是醫生給心絞痛患者試用炸藥粉，胸痛迅速消失，恐懼感也消除了，看來硝酸甘脂的效果比亞硝酸好得多。這個消息傳布到英倫三島，炸藥原料很快就成為去除心絞痛的良藥，後來傳至世界各地。硝酸甘脂在二十一世紀的今日，仍是解除心絞痛不可缺少的靈藥。心絞痛患者的身邊都攜帶著這種藥，以防萬一。一旦心絞痛發作，在舌頭下放一顆硝酸甘脂，便可除去這種給生命帶來危機的絞痛。

硝酸甘脂的作用

硝酸甘脂是如何解除心絞痛的呢？這一直是個謎。一直到二十世紀後期，才發現硝酸甘脂進入人體後會被代謝而釋放出一氧化氮。一氧化氮滲透到血管中層的平滑肌細胞，經由一系列生化作用，使平滑肌放鬆，因此鬆弛冠狀動脈，使血流加快，解除因缺血、缺氧所引起的胸痛。

大部分患者的心絞痛是在運動或情緒激動時引發，最典型的是爬山時突然胸痛，停下來休息沒有止痛，但含一顆硝酸甘脂就可以馬上止住。影視戲劇中經常以心絞痛做題材，比方說中年人因為生意壓力或是與家中兒女不合，就會呈現胸痛，看起來痛苦及恐懼，並求家人幫他拿硝酸甘脂片來用。

冠狀動脈硬化時，因運動緊張或情緒激動引起動脈收縮，頓時讓血流受阻，心臟缺氧，就會產生心絞痛。硝酸甘脂使用後會釋放出一氧化氮，迅速使動脈的平滑肌細胞放鬆，解除血管收縮，使血流恢復正常。這類型的心絞痛叫做「穩定性心絞痛」。雖然使用硝酸甘脂能馬上除去胸痛，但長期而言，得心肌梗塞的風險更高，因此有時需要做冠狀動脈手術放入支架，維持血流順暢。

另一類心絞痛不是因運動或精神緊張引起的，而是休息時就會發生，這類型叫做「不穩定性心絞痛」。不穩定性心絞痛已是心肌梗塞的前期，要緊急治療。

心絞痛在醫書上出現時，還沒有心肌梗塞這個病名。當時的人並不知道心絞痛與心肌梗塞都是出自於動脈硬化，也不明白心絞痛與心肌梗塞之間的密切關係。心絞痛嚴重時，是會引起心肌梗塞的。

第8章

急性心肌梗塞及缺血性中風

心肌梗塞，就是俗稱的「心臟病」，是現代很普遍而嚴重的疾病。心肌梗塞指的是運輸血液到心臟的冠狀動脈因硬化及血栓受阻塞，心臟細胞得不到氧而壞死。患者大多數是中年人，生活及工作都很緊張。

一旦心肌梗塞突然發生，帶來個人的病痛及家庭的哀傷，對社會及經濟都有相當大的衝擊。令人不解的是，十九世紀並沒有心肌梗塞這個診斷，當時的人並不知道有心肌梗塞這個疾病。

心肌梗塞的醫學發現

二十世紀初，美國芝加哥的一位內科教授哈雷克（James Harrick）首次確定心肌梗塞的臨床診斷，提出冠狀動脈堵塞的證據。他利用剛發明的心電圖診斷心肌梗塞，心電圖會呈現特殊不正常的心電波。心電圖到今日仍然是診斷心肌梗塞的必需工具。

哈雷克教授的臨床描述及心電圖的診斷用途，使得診斷心肌梗塞變得容易而準確，幾年後就顯示心肌梗塞是經常發生的問題。

到了二十世紀中期，心肌梗塞成為美國最常見的疾病，被認為是一種流行病。後來發現，心肌梗塞在西歐國家也相當普遍。

臺灣在二十世紀中期，心肌梗塞患者並不多，但是由於生活習慣及飲食方式西化，發生率及死亡率逐年增加，已經不算罕見病了。世界其他國家也是如此。心肌梗塞成為全球最嚴重的疾病之一。

一九六〇年代後，X光攝影術進步，可以偵察到冠狀動脈的堵塞。經由屍體解剖研究可證明心肌梗塞患者的冠狀動脈有嚴重的硬化斑塊，而且斑塊帽狀膜破裂處有大塊血栓。這些粥狀斑塊上蓋著帽狀的膜。帽狀膜是由纖維組織組成，其中還有平滑肌細胞及巨噬細胞。巨噬細胞的一個任務是清除帽狀膜附近壞死細胞留下來的遺體。一旦發炎反應過盛，巨噬細胞清掃工作變遲鈍，滿地遺體，引起更大的發炎。這會使膜變薄，而且容易破裂。膜內的膠原及組織因子跟血液中的血小板及血凝因子反應，產生血栓。當帽狀膜厚而堅固時，這些會引起血栓的物質藏於膜內，不見血中的血栓分子。一旦膜破裂，這些物質迅速刺激血小板，引起血小板凝聚，形成小血栓。而且凝血因子的一連串化學反應產生纖維，將血小板血栓固定。這一連串反應非常迅速，在很短的時間內，血栓會擴大將管腔完全堵塞。血液一旦受阻，心臟細胞得不到氧氣及營養物而死亡，就引發心肌梗塞或缺血性中風。

心肌梗塞的處理

冠狀動脈堵塞若沒有快速打通，缺氧時間拖長，除了心肌細胞凋亡，還會增高發炎反應，產生纖維化並改變心臟結構，阻礙正常心臟功能，嚴重時會產生心臟衰竭。心肌梗塞後的心臟衰竭，已是現代心血管的嚴重疾病之一。

為了保護心臟，急性心肌梗塞患者到達醫院時，要馬上給溶血栓藥及肝素（抗血栓劑），盡快把冠狀動脈的血流打通，讓心肌得到氧氣。適當的治療後，大部分患者的心臟功能可以恢復，過正常生活，但復發風險高，要繼續使用藥物預防再發。

最常用的藥是低劑量阿司匹林。阿司匹林不只能治頭痛，還可以預防心肌梗塞、腦中風及癌的作用，被稱為「靈藥」。阿司匹林的預防功效是它會抑制血小板凝聚。

血小板是動脈血栓的主角。血小板是血球的一種，是很不典型的細胞。在電子顯微鏡下觀看血小板，可以看出血小板像一個小盤子或是小餅。它沒有細胞核。也難怪十九世紀的病理學家在一般顯微鏡下看到這個小而扁的東西，還以為它是白血球死後的殘骸。連當代最有權威、最具聲望的病理學家菲爾紹也認為這個血中小東西不可能有重要性，因此科學家們雖然看見了血小板，卻不認識血小板，血小板就被遺忘了！

血小板的影響

十九世紀後期，生理學家及醫學家才認定血小板是有功能的，是生理止血的要角。一九七〇年後，利用電子顯微鏡及一種測量血小板凝聚的儀器，才逐步解開血小板的特徵，而肯定血小板是具特性的細胞。它沒有細胞核，因此不能繁殖，一旦由骨髓製造進入血液循環，便注定其一生的命運。它的一生只有單一任務——止血。參與止血工作時，血小板把細胞內的物質分泌到細胞外，就死亡了。因此，血小板被認為是具有高使命的犧牲細胞。

動脈粥狀斑塊膜破裂時，第一個黏附到裂縫的是血小板。先是幾個血小板黏附上去，但很快地一大群血小板也趕來參與。這些血小板凝聚，形成一個不很堅固的小栓塞。血小板之所以能形成凝聚體，是靠血小板釋放出的小分子化學物，這些化學物利用不同機制達到最後相同目標：形成血栓。

血小板本身並不形成堅固的血栓，必須跟血中凝血因子合作。血中有多種不同凝血因子，粥狀斑塊膜裂開會啟動凝血因子，產生一連串瀑布式的化學反應，最終產生纖維蛋白。纖維蛋白形成纖維網將血小板球穩定住，形成固定的血栓。

血小板投入產生血栓並非本意，但斑塊膜破裂時暴露出的物質和血管破裂暴露的結締組織相似，血小板無法區分，於是全力助長血栓。用俗話說，血小板是被騙了！

阿司匹林的使用

阿司匹林是二十世紀前期很常用的止痛消炎藥，歐美國家幾乎家家戶戶必備。使用者多時，就會有些副作用出現，其中一個副作用是出血。

有的人使用阿司匹林後會流鼻血及皮膚出血，更嚴重的是手術時出血不止。阿司匹林的出血副作用是因為抑制了血小板的凝聚。它是經由抑止血小板內的一種叫做COX-1的酶，這個酶能幫助血栓素產生。血栓素是血小板凝聚的重要化學因子，阿司匹林引起出血就是經由抑止COX-1來減低血小板凝聚，一旦小血管受傷裂開便會血流不止。

既然阿司匹林會抑止血小板凝聚，用來對抗血栓可能有功效。一九八〇年代的臨床試驗證明阿司匹林的確能有效預防冠心病及腦中風再發。當時對阿司匹林的使用劑量產生了一些爭議。有人主張使用一般成人用的阿司匹林劑量，有的則主張低劑量，近乎嬰兒的劑量。研究結果發現，低劑量的效果不比成人劑量差，但副作用較少；所謂的低劑量是一百毫克以下。美國的低劑量阿司匹林藥片是每片八十一毫克，而歐洲則是七十五毫克。臺灣較常用的是一百毫克藥片。這三種劑量並沒有太大差別，都算低劑量。得過心肌梗塞或缺血性腦中風的人，使用低劑量阿司匹林可以預防這些心血管疾病再發。

除了服用低劑量阿司匹林，多運動、健康飲食、舒壓及控制三高也是很重要的預防的策略。另外就是將冠狀動脈內粥狀斑塊較大的部分做冠狀動脈擴張手術，減少血管阻塞，讓血流順暢。

冠狀動脈擴張手術是使用氣球在冠狀動脈內擴張，將硬化組織壓平，增加血管口徑。後來發明了放置支架，更有利地除去斑塊，維持管道開通及血流暢通。放支架有個很大的副作用是血栓，支架會吸引血小板，引起血小板凝聚及血液凝血蛋白凝固，所以放入支架後要使用抗血小板藥物，預防支架上血栓堵塞。

支架是由合金材料製造，雖然所選的合金材料與血液相容性高，但仍會發生血小板血栓。血小板血栓長到相當大時會堵塞管道，又將血流堵塞住。為了預防血栓，抗血小板藥物是需要的。用來預防支架血栓的抗血小板劑有兩種：阿司匹林及二磷酸腺苷抑制劑。

血小板活化之後，不只會產生血栓素，還會釋放出二磷酸腺苷（Adenosine diphosphate，簡稱ADP）。二磷酸腺苷是促進血小板凝聚的主力，與血栓素合作會加強血小板凝聚。ADP會引起血小板凝聚是經由血小板表面的受體，將受體以小分子化學物阻塞住，血小板凝聚力就大減。這種受體被用來做標的，篩選小分子抑止物。會抑止受體作用的小分子化學物被選出後，經由動物實驗及人體試驗證明有抗血栓效果。這類藥已經有幾種在臨床使用，如氯吡格雷（Clopidogrel，商標名「保栓通」

Plavix）及替格瑞洛（Ticagrelor，商標名「倍林達」Brilinta）。

將阿司匹林及二磷酸腺苷抑制劑（如保栓通）合起來使用，可以有效抑止血小板凝聚，減輕血栓問題。但由於血小板凝聚功能受干擾，出血的副作用高，使用上要格外小心。

第9章

天然抗血栓藥：水蛭與肝素

血栓不只會引起心肌梗塞或缺血性中風，也會堵塞腿部靜脈，導致靜脈栓塞症。腿部的靜脈栓塞不算非常嚴重的病，有些人甚至沒有症狀，其症狀大多是腿部腫脹、發炎及疼痛，經使用抗凝血劑後，不適感會快速消失。但是靜脈血栓症在歐美國家卻被認為是嚴重、可怕的病。為什麼呢？因為腿部靜脈上的血栓會脫離管壁，進入血液循環，隨著血流入右心房，然後進入肺動脈，將肺動脈堵塞住。肺動脈是交換氧氣之處，一旦堵住，氧氣進不了紅血球，會呈現肺部及全身缺氧，引起胸痛、呼吸困難、心跳加快等等症狀，甚至死亡。

腿部靜脈血栓即使症狀輕微或無症狀，也會產生肺動脈阻塞的嚴重問題，因此相當嚇人。靜脈血栓症（涵蓋肺動脈阻塞）在美歐白種人發生率高，因此頗受西方國家注重，但華人的靜脈血栓症相對較少見，在臺灣不被認為是主要疾病。

靜脈栓塞症與心肌梗塞的栓塞物成分相似，都是由血小板及血液凝固分子組成，但是起因完全不同。心肌梗塞是動脈硬化的斑塊破裂造成血栓，而靜脈栓塞是血流滯慢，血液積在正常靜脈引起血液凝固。靜脈血栓是以血液凝固為主，血小板凝聚為輔，而心肌梗塞則以血小板凝聚為主因。

水蛭療法

關於抗凝血的藥物開發，則是取之於自然。有趣的是，抗血栓藥的研發對象是吸血蟲。自然界有不少昆蟲或動物是靠吸食哺乳動物血液存活，較熟悉的例子如蚊子、蜱蟲、水蛭等。這些動物的唾液含有抗凝血的酶，因此吸血時，血液不會凝固。也有幾種毒蛇及蝙蝠咬人時，利用唾液中的抗凝固蛋白讓人的血液不會凝固，導致大量出血甚至死亡。生化學家從吸血蟲、毒蛇及蝙蝠唾液中已經分離出多種抗凝血蛋白，這些蛋白雖然沒有開發成治療血栓的藥物，但是對新藥的開發仍有很大的貢獻。

其中很特別的例子是水蛭。水蛭是一種水中吸血動物，繁殖很快，有些水池中充滿水蛭，人的腳一踏入池水就會受到成群水蛭歡迎。水蛭緊緊黏附在腳及小腿皮膚上，藉著牙齒般的小吸管吸血，並將唾液中的抗凝血蛋白射入人的血液中。每個水蛭每次可吸一至二毫升的血，對人體影響不大，但若同時有幾百隻水蛭吸附人體，便不能小覷。有些人在沙漠中旅行，找到任何池湖之水就有如甘泉，拚命狂飲，卻不知有些水域充滿水蛭，喝入口中的水蛭會吸附於口腔及喉嚨，不只吸血，還會引起黏膜傷害及發炎，是有可能害死人的。

水蛭在羅馬時代其實被認為是一種醫蟲。羅馬名醫蓋倫大力倡導放血術時，有創意的醫者想到利用水蛭吸血，做為放血的替代。水蛭療法一代一代傳下去，延續了兩千年之久。

到了二十世紀中期，放血術被冷落，水蛭療法才消跡。但最近水蛭又在醫學界興起話題，因為整形外科醫生做微手術時，常遇到血凝及血液滯留的困擾。血液停滯容易引發感染而毀了整型的工作，於是他們利用水蛭的抗凝血及吸血特性，處理手術後小血管的血栓，果然有用。醫用水蛭成為養殖商機；各地的水蛭還有不同品質，一般認為瑞典及匈牙利養殖的水蛭是上等品，成為最受歡迎的來源！

水蛭的唾液中的確含有不少種抗凝血物質，其中以水蛭素（Hirudin）最豐富。純化的水蛭素具有抗凝血活性，其抗凝血是針對讓血液凝固最關鍵的酶——血栓酶（Thrombin）。水蛭素對血栓酶有很強的親和力，會黏住血栓酶抑止其活性，讓血液失去凝固的能力。水蛭素沒辦法用於臨床治療靜脈血栓症，因為出血的副作用太高。

從肝臟中分離出的抗凝血素

二十世紀初，有一些實驗室試著從哺乳類動物中尋找抗凝血物，其中一個成功的例子發生在美國著名的約翰斯霍普金斯大學（Johns Hopkins University）醫學院豪威爾教授（William Henry Howell）的生理學實驗室。

豪威爾教授是研究血液凝固的專家，他一直在找抗凝血物及抗凝機制。他的實驗室經常有醫學生加入研究陣容。馬克林（Jay McLean）是這所大學二年級的醫學生，他參加豪威爾教授研究團隊，主要研究工作是由動物肝臟抽取抗凝物質。他成功抽取出一種可抗血液凝固的磷化物，但沒有解出其化學成分。馬克林畢業後搬到賓州大學，不再從事這方面研究，但豪威爾教授的實驗室繼續依此路線尋找抗凝物質。加入他實驗室的另一位醫學生發現一種與馬克林分離出的物質相似的抗凝血物質，由於是從動物肝臟分離出來，就稱之為「肝素」（Heparin）。豪教授分離出來的肝素經商業化後供人使用，但因其中含有太多種雜質且副作用太大而中斷使用。

當時，加拿大多倫多大學剛發現胰島素，因此頗具盛名。發明胰島素的貝斯特（Charles Best）對肝素有相當大的興趣。他和他的研究生把豪教授實驗室的分離物再做進一步純化，純化後的肝素仍有抗凝血作用，但除去了雜質所引起的副作用。他進一步做動物實驗證明純化的肝素可預防靜脈血栓。他還做了人體試驗，證明肝素在人體內抑止血液凝固而且沒有毒性。肝素在醫療上奠定了它堅固的地位。

實驗室純化出來的抗凝血肝素產量小，不足以提供病人治療使用。後來解決產量問題的是瑞典的埃里克・約佩斯（Erik Jorpes）教授。他發明一種可以大量抽取並純化肝素的方法，並將技術轉到一家瑞典藥品公司，開發出今日還在使用的肝素。

起初肝素是由豬或牛肝中抽取純化，後來發現大腸及肺部都含有大量肝素，因此改由豬腸或牛肺中抽取及純化。目前使用的肝素即來自豬腸及牛肺。純化的肝素並非單一化學物，而是含有分子量不同且化學性質類似的化學物。因為肝素不會被胃腸吸收，因此不能口服，需要從血液注射。

不同批製造出來的肝素成分稍有差異，其抗凝血作用活性不盡相同，使用起來不太容易。量太少時，抗血栓作用不佳；量太多時，容易發生大出血副作用。後來使用了測血液凝固的方法，確定適量有效的肝素劑量。在治療中，要經常測量血液凝固的時間，確定在安全的治療範圍內。這個方法已經成為標準的肝素療法。肝素療法運用在治療急性心肌梗塞及靜脈血栓症上相當有效，已是不可缺乏的血栓主要治療藥物。

低分子量肝素

有些人罹患靜脈栓塞症的風險特別高。正常活動時不會發生栓塞，但是手術後躺在病床上不能動或長途坐車或飛機旅行腿部缺少活動時，腿部血液循環較慢，就很容易引發靜脈血栓。慢性疾病或癌症病人的靜脈血栓發生率也頗高。早期試用一般肝素靜脈注射預防，但出血的風險很高。藥商後來開發出「低分子量肝素」，能有效預防靜脈血栓症。

低分子量肝素是一般肝素處理後的產物。一般肝素含有多種醣類物質，有的是低分子量，也有一些分子量高。高分子量肝素比較有出血副作用，而且還有其他副作用。以化學方法分離出的低分子量成分就叫做「低分子量肝素」。低分子量肝素的作用較均勻，因此給定量就有抗血栓功能。

低分子量肝素以皮下注射就有效。由於劑量低，可使用細微針頭，適合病人自我治療。在高風險的情況下，每十二小時打一針，一直到風險變小就不必再打。

其中一個應用實例就是以低分子量肝素預防骨科手術後的靜脈血栓症。在手術前先給予低劑量肝素，開刀後每十二小時打皮下針，直到可以下床活動。活動常規後便不必再打低分子量肝素。特別是高風險者如果長時間坐汽車或飛機，在之前打一針，下飛機後馬上打一針，就能預防靜脈血栓及肺動脈栓塞。低分子量肝素沒有出血的副作用，其他的副作用也很少，可以長期使用。

急性靜脈血栓要先使用一般肝素治療，等症狀消失可停用一般肝素，但還需要長期（六個月至一年）使用口服抗凝血藥。

口服抗凝血藥有兩類，一類是華法林（Warfarin），另一類是口服直接抗凝血藥。華法林是老牌藥，它的抗凝血方法是間接的；而直接抗凝血藥是最近才研發出來的，利用直接抑制凝血蛋白的方式。這兩類藥會在下一章做詳細描述。

第10章

殺鼠藥變成老牌抗血栓藥

一種能與肝素比美的抗血栓藥，叫做華法林，也叫做可邁丁（Coumadin），是在對血栓原理還不清楚時發現的。

抗血栓藥——華法林

華法林的發現過程相當戲劇化。一九二〇年代，美國邁入全面經濟不景氣狀態，農家尤其生活困難。農民很節儉，連已經腐壞的甜苜蓿乾草都捨不得丟棄。在經濟好的日子，都是用這曬乾的好乾草餵牛，已經潮溼的甜苜蓿乾草是不會給牛吃的，但後來窮到不得不將已經腐壞潮溼的甜苜蓿乾草拿來餵牛。

有一年冬天，許多農家的牛突然出血死亡，把美國中西部的農民嚇壞了！農民很焦急，到處求醫，但沒有答案。美國農業州設了農業站，主要是研究及解決農民種植與飼養牲畜的問題。威斯康辛州的一個農業站對此進行初步研究，懷疑牛的出血及死亡和餵食腐壞的潮溼乾草有關。農業站勸農民不要再用壞的乾草餵牛，但有的農民還是很節省，他們想知道牛出血的原因，藉此證明牛的毛病不是來自於飼料。

威州有位農夫從一隻將死的牛抽了一罐血，將牛血放入卡車，開到距離相當遠的農業站。到達時農業站人員都下班了，但是有個辦公室的門仍然開著。這位農民順步走入這個辦公室，碰見還在工作的一位研究者。這一碰面，改變了抗血栓的歷史。

這位研究者名叫卡爾．林克（Karl Link），是威斯康辛大學農學院的農化教授。他已著手研究這個問題。他看到了農夫手上拿的那罐牛血並沒有凝固，眼睛睜得又大又亮，他知道問題關鍵在於血中。他沒有血液凝固相關研究經驗，於是向明尼蘇達州聞名全美的梅奧診所（Mayo Clinic）求救。這個診所擁有設備良好的血凝固檢驗實驗室。從血液檢驗結果中發現，血液不凝固的原因是缺乏了幾種凝血因子。至於為何血中缺乏凝血因子，仍是一個謎。

林克對這個問題愈來愈感興趣，很好奇想找出甜苜蓿乾草中會阻礙凝固的化學物質。他已經有好的檢驗血凝方法幫助分離及純化化學物，最後終於分離出幾種化學成分相似的物質具有抗凝血作用。這些化學物都是雙香豆素（Dicoumarol）的衍生物。其中一種衍生物是華法林。

華法林的抗凝血作用比其他衍生物快。林克的農業站解決了牛的問題，在禁用腐壞乾草餵牛之後，出血病便消失了。

後來的研究則發現有四種凝血因子在肝臟中製造時會需要維生素K。缺乏維生素K，這四種因子無法製造出來，血液便無法凝固。腐壞乾草內的雙香豆素物質會抑止維生素K的作用，防止凝血因子製造，於是牛血不能凝固，導致嚴重出血問題。

當時還有老鼠猖狂的問題，捕鼠器只能一時應付，無法讓老鼠消跡。林克教授想到，既然吃了腐壞乾草中的雙香豆素，牛就會出血不止而死，何不試試將法華林用在老鼠身上，讓牠們因出血不止而滅亡。試用之後，果然如他所想，法華林頓時成為家家必備的殺鼠劑。

法華林的命名由來也滿特別的。這是威斯康辛大學校友設的研究基金會的簡稱，本意是要感謝基金會提供研究經費，沒想到這個藥的專利收入後來成為研究基金的金雞母！為何一個殺鼠藥為基金會帶來那麼多的資金？那是因為法華林後來從殺鼠藥轉變為治療靜脈血栓的老牌藥！

殺鼠藥變身「可邁丁」

殺鼠藥轉變為治療血栓疾病的良藥，也有一段不尋常的故事。

據說有一位年輕美國海軍士兵失戀後想不開，使用華法林（殺鼠靈）自殺。這位海軍士兵吞了殺鼠靈之後被發現，急救後沒事了。但這個事端帶來了醫學上的應用。

這個自殺案例就像是一種危險的人體試驗，給醫生帶來一個靈感：何不用華法林治療血栓看看？

但是「華法林」這個名字不能用，因為會讓人聯想到殺鼠藥。為了避免混亂，於是另外取了一個名字叫「可邁丁」。

可邁丁經過人體試驗後，證明它可以預防靜脈栓塞的再發。人體試驗結果雖然不錯，但沒有被大家接受，因為它畢竟是用來殺老鼠的。

接下來有另一個特別的人體試驗才讓可邁丁出了名。一九五五年，醫生使用可邁丁治療美國總統艾森豪。艾森豪是二次大戰的英雄，也是人民敬佩的總統。他使用可邁丁後的結果令人滿意。這個消息傳到民間，就流傳了一句：「總統及戰爭英雄可用的藥，雖然是殺鼠劑，絕對適用於所有人！」可邁丁馬上聞名全美，許多人爭著要用這個英雄用的藥。

可邁丁是口服藥，使用方便，但服用時劑量要經常調整，而這種調整依賴經常檢驗血液凝固。起初服用時，患者每兩、三天就要去診所或醫院抽血檢查。

劑量不穩的原因是會受到食物影響。可邁丁會抑止維生素K製造凝血因子，吃了含維生素K較高的食物時，可邁丁的量便要增加；相反的，維生素K攝取量低的時候，可邁丁劑量便需減低。由於食物中維生素K含量的變異，很難估計固定劑量。

血液專家後來採用一種測量血液凝固的方法來調整劑量，但即使是很嚴密的調整，仍會發生出血的副作用。可邁丁是神奇的自然藥，有其價值及貢獻，但也給醫生及病人帶來不少困擾，很期待之後能夠研發出劑量穩定的口服藥。

劑量穩定的口服抗血栓藥

有兩個基礎研究的發現重要又有趣，並且為開發新的口服抗凝血藥鋪好了路。一個發現來自於水蛭的研究，水蛭的抗凝血物中有一種化學物是直接抑止第十凝血因子，以羅馬數字標示為Xa凝血因子。

另一個發現則來自於蜱蟲。研究發現蜱蟲也會分泌出一種可抗Xa的物質，使人的血液不會凝固。這兩個研究的發現指向Xa是抗血栓標的。Xa因子在人的血液凝固方面占有關鍵的地位。

血液的凝固生化反應經由兩個途徑，而這個途徑最終都是要活化Xa，然後產生血栓酶。血栓酶促進凝固纖維的形成。抑止Xa，就會減低纖維蛋白，無法形成堅固的血栓。大藥廠用Xa做標的，找出了抗Xa的藥物，經由臨床人體試驗成功，通過歐美的藥物管制機構的審查，終於在二十一世紀初正式用來治療靜脈栓塞。

這是口服抗血栓藥新的里程碑，迎來了直接口服的抗血栓藥！

直接口服抗血栓劑與法華林（可邁丁）不同之處，在於它的作用是直接抑止Xa或血栓酶，而法華林的抗血栓是間接的，是經由維生素K的抑止。

直接抗血栓藥的最大好處是劑量穩定，不必經常抽血檢驗血液凝固狀態來調整劑量。最近幾年臨床試驗結果顯示，直接口服抗血栓藥在靜脈栓塞（及肺動脈栓塞）與腦中風預防方面相當有效，且副作用較低。這群新藥已逐漸取代法華林這個老牌藥。

現在已經有四種Xa抑止劑上市，其中兩種拜瑞妥（Xarelto, rivaroxaban）及艾必克凝（Eliquis, apixaban）已經普遍使用。另外一種口服直接抗血栓藥叫做普栓達（Dabigatran）是以凝血酶（Thrombin）為標的。這類藥的醫療用途繼續在擴充，已經成為二十一世紀新藥開發的一大突破，也是標的製藥的成功典範。

直接口服抗血凝藥物已可替代可邁丁，做為急性靜脈栓塞以肝素治療後的長期抗凝血劑，而且對心房顫動引起的中風後預防也相當有效。使用直接口服抗血栓劑不需要去醫院做血液檢驗調整劑量，相當安全，出血副作用不大，因此使用起來讓人更加安心、容易與方便。

第3課

壞膽固醇與冠心病

解開冠心病風險之謎

高血脂是風險之首

預防冠心病的萬靈藥

二十世紀將近中旬時，心肌梗塞變得猖狂，造成恐慌。

美國在麻州的小鎮佛明罕（Framingham）設立社區追蹤研究，探索引起心冠病的風險因子。這一個創世紀的社區追蹤研究計畫相當成功，也成為冠心病流行病學研究的範本。

英國、瑞典、荷蘭等國相繼建立類似的社區研究，找出了公認的血管硬化及冠心病風險因子，其中以高脂肪為最主要。高脂肪涵蓋不同種類的化學成分，其化學分析結果顯示，所謂含壞膽固醇的LDL，就是血管硬化最主要的危險因子。

有一位日本學者與美國默克公司研究人員合作發展出降低壞膽固醇的藥物，這個發現是來自於土壤中的黴菌。後來類似藥物可以用化學方法人工製造，這類藥物統稱為「他汀」（Statin）。

他汀類藥物可以有效降低血中壞膽固醇，並具有抗炎及細胞保護作用，被認為是阿司匹林之後的靈藥。

第11章

解開冠心病風險之謎

冠心病指的是冠狀動脈硬化引起的心臟病，如：急性心肌梗塞及狹心症，其中以心肌梗塞為主要。心肌梗塞雖然早已存在，但直到二十世紀初才被發現，而且有了心電圖的技術後，才能確定診斷。發現初期原本以為這是一種罕見疾病，在診斷技術進步之後，到了一九四〇年代，心肌梗塞變得相當普遍。

心肌梗塞往往發生突然，症狀嚴重，常造成患者痛苦及家人不安，但當時醫界對病因及病理一無所知，並沒有好的預防及治療。

佛明罕心臟研究計畫

美國國家衛生研究院（ＮＩＨ）是政府的研究機構，專門研究疾病病因、發病機制、病理及治療，設立以疾病為主的研究所，其中一個研究所專門研究心血管。為了進一步了解冠心病的特徵及發病因素，這個研究所在美國麻州的小城佛明罕設立研究站，進行社區冠心病追蹤研究，這就是聞名全球的「佛明罕心臟研究計畫」。在一九四八年設立時是一項創舉。

佛明罕居民兩萬多人，很少搬遷，因此適合做長期追蹤研究。由於社區研究在當代是種新嘗試，要延攬居民參與計畫還真不容易。剛開始時，居民很怕被當作白老鼠做實驗，因此意願不高，計畫主持人及研究人員還得想一些方法鼓勵參與，總算延攬了五千多位居民加入。參與者先到社區計畫附設的診所做身體檢查與抽血，並做心電圖，之後定期通訊追蹤，得病時要到醫院診斷及治療。由於居民在追蹤期間狀態穩定，失聯的參與者不多。

後來居民與這個計畫打成一片，非常支持。初代參與的居民年老後，由第二代居民繼續。這個計畫到今日還進行，參與者已經是第四代。檢查的項目也隨著時代改變，起初是生化指標，後來加入基因指標。最近基因體技術進展迅速，已可用來做為健康檢查及風險檢驗的資料。數據累積很多，裡面藏著寶貴的風險資訊等待發掘。

佛明罕心臟研究計畫目前已經有了顯著成果，貢獻鉅大。近期加入基因體指標及大數據分析，將會帶來更大的影響。

佛明罕心臟研究計畫初期四年的追蹤研究結果於一九五七年發表，最主要的發現是抽菸、高膽固醇、高血壓及肥胖會增加冠心病的風險，而經常運動則能減低風險。繼續追蹤了幾年後，又發現糖尿病及高血糖也是重要的風險因子。

佛明罕社區長期追蹤研究的結果發表後，社區追蹤研究火熱起來，西歐幾個國家也設立了社區冠心病研究案，尋找高風險因子，結果都和佛明罕心臟研究計畫發掘出的風險因子一樣：抽菸、高膽固醇、高血壓、缺乏運動、肥胖、糖尿病，這些就是全球共通的冠心病危害因子。

冠心病與高風險因子的因果關係

高風險因子指的是這些因子與冠心病有密切關係，但其因果關係尚不清楚。譬如說，研究結果顯示抽菸者得冠心病機率加倍時，並不能確定抽菸是增高冠心病的原因，有可能抽菸者的其他習性才是真正增加冠心病的原因。那要如何確定抽菸與冠心病有因果關係？一個方法是觀察戒菸之後冠心病的發生率是否降低。而證明其他的風險因子的因果關係也是如此。

一九七〇年代末期，美國開始大規模推行戒菸、降血壓及降膽固醇的運動。其中以戒菸做得最徹底。先從勸導開始，後來立法禁止工作場所、室內禁菸。幾年後，公共場所包括學校、劇院、餐館、旅館、開會場地、機場及公共汽車、火車上全面禁菸。這些策略相當有效，抽菸者人數減半。至於高血壓及高膽固醇則由醫師執行預防醫學的工作，極力以各種方法降低血壓及膽固醇。當時已經有幾種治療高血壓及高膽固醇的藥，因為有需求，新種類的藥物陸續出爐，高血壓得以有效控制，而膽固醇也有效地降低。

冠心病死亡率在二十年內已降了一半。戒菸、降血壓、減膽固醇，每個項目單獨都有降低冠心病發生及死亡率的效果，這也證實了抽菸、高血壓及高膽固醇確實會引起冠心病。

除了繼續以上三項預防工作，後續醫界也加強糖尿病的治療，鼓勵患者多運動，讓冠心病的死亡率繼續降低。冠心病的預防成效被譽為是醫學的奇蹟，證明「預防勝於治療」的名言！

血管硬化社區研究計畫

佛明罕心臟計畫是相當成功。但佛明罕居民白種人多，加上其地理位置及文化背景並不能代表美國全國居民。美國在一九五〇年代以白種人占大多數，但是到了一九八〇年代，社會變動大，生活及食物習慣與五〇年代已經有很大的差別。為了了解血管硬化的風險因子的變遷以及異種人和白種人風險因子的不同，美國國家衛生研究院支持另一個大規模的社區追蹤研究，稱為「血管硬化社區研究計畫」，英文簡稱為ARIC研究計畫。研究院選了美國的四個社區：東部的馬里蘭州的小城哈格斯鎮、中西部明尼蘇達州的明城一個區、南部密西西比州的傑克森市以及北卡州的溫斯頓—撒冷市。另外還有兩個實驗室做為血液（止血因子）及脂肪檢驗中心。

在劇烈競爭與嚴格審查之下，我在當時休士頓的實驗室獲選進入ARIC血液中心，參與了二十年計畫，學習了許多社區研究的細節，也做了不少貢獻。ARIC的社區研究計畫比佛明罕心臟計畫複雜，因為四個社區的研究方法要完全一致，抽血的步驟及所需時間也要相同。

起初的準備工作還包含訓練所有工作人員，花了一年的時間才建立標準操作，但這期間也已經延攬了志願參與者。初期（五年）的研究結果則確定血管硬化及冠心病的風險因子並沒有改變，但黑種人及白種人的風險有差異。ARIC社區研究計畫結果發現一個新的血中血栓及脂肪的風險因子，對於血管硬化及冠心病提供新的訊息，也確認了冠心病與遺傳有關。

以社區長期追蹤研究探索血管硬化及冠心病的風險因子，成為流行病學很有力的研究模式。歐洲有些國家也設立長期追蹤研究計畫，結果都肯定指出下列幾種風險因子應該去除：

- 抽菸
- 缺乏運動或活動

- 多肉、多鹽、多糖及多油食物
- 超重及肥胖
- 高膽固醇
- 高血糖及糖尿病
- 高血壓

這些風險因子成為二十世紀末期公認的冠心病大敵。許多國家努力提出策略減低風險，已經有些成功案例，譬如說膽固醇與血壓的控制、抽菸的消減及運動的興盛，成果都不錯，因此在經濟發達的國家，冠心病的發生率及死亡率都有下降的趨勢。

牙周病會造成動脈硬化？

牙周病是常見的毛病。許多人的牙周病並沒有明顯症狀，但嚴重時牙周會疼痛，刷牙時出血，更嚴重時牙齒動搖掉落。牙周病指的是牙齒周邊組織發炎並存活著一些牙周特有的細菌，這類細菌在身體其他部分少見。

二十多年來，已有不少流行病學研究指出牙周發炎與血管硬化及冠心病有密切關係。近年較詳細的研究顯示，有牙周病的人得冠心病的比率比沒有的人高出五十％。

流行病學的觀察式研究，一般只能確定關聯性但無法確知因果關係，因為有時候即使關係密切，卻不見得是牙周病引起冠心病，而是與牙周發炎有關的其他因子引起的。

要確定因果關係的一個方法是分析牙周發炎治癒後，冠心病的風險是否隨著減低或消失。目前有小規模的臨床研究，但結果並不理想。治癒牙周發炎後，冠心病並沒有減少。由於臨床試驗規模小，病人參與數不夠多，統計上就缺乏意義。現在則是在等待大規模的臨床研究。

要確定因果關係，最好有理論依據。目前已經有兩種理論支持牙周病與冠心病有因果關係。一種理論是牙周發炎組織中的細菌會促進血管硬化及冠心病；另一個理論是牙周病是一種慢性發炎，長久之後也會引起全身發炎，而發炎是血管硬化的主動力，因此會受到影響。這兩種理論都相當有道理，但仍缺乏有力證據證明牙周病的發炎因子或細菌直接參與血管硬化的惡化或冠心病。

牙周病是否會引起血管硬化及冠心病，目前證據不足，仍需更多研究，但是牙周病確實不可忽視，除了治療之外，每日刷牙及牙齒清理，還有定期至牙醫診所洗牙都很重要。控制好牙周發炎，才能避免不必要的冠心病風險。

二十一世紀的挑戰

心血管疾病仍然是引起病症及死亡的首位國際公敵。雖然二十世紀末的預防工作已經有顯著的成果，但一般性風險因子仍然存在，亟待努力去除。而二十一世紀所面臨的更大挑戰是肥胖及空氣汙染帶來的風險。

肥胖已經成為全球性的慢性流行病，並且由成人延伸到兒童，除了造成行動不便之外，還連帶引發種種疾病如：心血管疾病、癌症及糖尿病等。肥胖的白脂肪細胞增加，累積於腹部，並釋放發炎因子引起全身慢性發炎，成為多種疾病的導火線。

肥胖的最主要原因是長時間攝取過多熱量，而且常是高油、高糖的食物，再加上少運動，熱量堆積於脂肪細胞內。二十一世紀的一大挑戰是勸導全民善用食物，控制食物熱量，而且少吃「垃圾」食物（Junk food）。

要靠節食及運動減肥並不簡單，因為牽涉到個人飲食慾望、商業廣告及社會的自由。這的確是一大挑戰，需要有一些創意及智慧的方式來誘導持續節食及運動。

二十一世紀另一類的冠心病挑戰是清除空氣中的微粒及小分子化學物。

空中的微粒，尤其是二・五毫米以下的微粒PM2.5及PM0.1，不只會傷害肺，也直接增加冠心病的死亡及發生率。經美歐國家的長期追蹤研究，結果已經給出可靠的證據，證明PM2.5是冠心病的重要風險因子。由於PM2.5是眼不見，鼻聞不出異樣，因此被稱為二十一世紀人類健康最大的隱形敵人。

空氣中PM2.5的產生可能來自自然，如：森林野火、黃土大風沙、火山爆發，也有人為的，如：汽車排氣、工廠排氣等等。人為的比自然來源可怕，因為每天都在產生，而且隨著時間增加中。全球空氣中PM2.5持續上升，其中較高的國家如亞洲的印度、巴基斯坦、孟加拉、中國，還有非洲的蘇丹及中東的產油國。臺灣的空氣中PM2.5也不低。PM2.5吸入人體後會增高活性氧物質，引起慢性發炎反應，並且傷害血管壁內皮細胞，增高血栓形成，增高了血管硬化與冠心病的風險。

全球空氣中PM2.5增高和國家經濟有密切關連。經濟的進步依靠工業發展，而且經濟進步後，人民生活較富裕，用車量增加，排出的PM2.5也變高。要是沒有適當控制，藍色的天空會被PM2.5侵占變成灰色。政府及人民有決心的話，是可以減低空氣中的PM2.5，美國及加拿大便是一個好的例子。

一九六〇至一九七〇年代，美國有兩個都市——加州的洛杉磯及德州的休士頓，空氣汙染很嚴重，住在休士頓的人難得看到藍天。政府設立了管制空氣汙染的條例，限制工廠排氣及改良汽車排氣。在十幾年內，PM2.5大減，藍天出現了，而且不只一、兩天，還是經常性的。美加的PM2.5數值之低，成為工業大國的典範。即使如此，PM2.5仍然存在，還在傷害大家的健康，引來冠心病。空氣中PM2.5超高的國家，每年因此而死亡的人有成千成萬，成為人類的公敵。戰勝這個看不見的敵人，是二十一世紀的大挑戰。

第12章

高血脂是風險之首

一九四〇年代，美國冠心病患者數量大增，讓心臟科醫生擔憂。研究者想找出冠心病增加的緣由。美國哈佛大學心臟科教授保羅・懷特（Paul White）認為冠心病的增加與膽固醇有密切關係。他想出一個證明這個理論的臨床研究。

他選了一百位年紀不大（四十歲以下）就得到心肌梗塞的人做檢查。當時已可測量血中的膽固醇量。檢驗結果顯示，這些年輕病人的血膽固醇值比正常人高。血膽固醇因此受到注目。

血膽固醇與心臟病的發生

幾年後，美國明尼蘇達大學的安瑟爾・凱斯（Ancel Keys）想知道血膽固醇值是否受到食物影響，與心肌梗塞發生率是否有關。他想出很妙的流行病學方法來探討這個問題，這就是所謂的「七國研究計畫」。有的國家人民食用高脂肪食物，有的國家人民少吃肉類食物而多吃魚及蔬果。他想知道吃高脂肪食物國家的人相較於多吃魚的人，血膽固醇是否較高，而且是否較容易得心臟病。

他選擇七個國家做研究對象，其中芬蘭吃肉最多，而日本人少吃肉、多吃魚，其他五個國家：美國、荷蘭、義大利、南斯拉夫及希臘，各國食物也有各具代表性。

他主持美國明尼蘇達的群組，請參與國家的合作學者組成性質相似的群組，選定了參與研究的中年民眾後，做前瞻性長期追蹤研究。追蹤十年後，研究結果顯示芬蘭群組的血中膽固醇值最高，而日本群組的平均膽固醇值最低。其他五個國家的平均血膽固醇值在這兩個數據之間，並且發現血中膽固醇量和食用「飽和脂肪」肉類（牛肉、豬肉等）成正比，和吃魚成反比。更重要的發現是，血中膽固醇愈高，得心臟病的機率最大。血中膽固醇量跟得心臟病成正比。七國研究的設計並不理想，因為除了食物不同外，血膽固醇及冠心病發生率會受生活習慣、工作情況、社會環境的差異影響，其統計的結果不一定準確。

膽固醇並不溶於血液，需要包含在蛋白質內才能隨血液循環。攜帶膽固醇的蛋白質就叫做「脂肪蛋白質」。生化學家由血液分離脂肪蛋白質時發現，這類蛋白質的結構複雜，而且不只是純粹的一種，因此不容易純化。分離出各種不同的脂肪蛋白質更是困難，難倒了當代的生化研究者，工作因此延擱了一段時間。

後來，美國加州大學柏克萊分校的約翰．格夫曼（John Gofman）教授解決了這個難題。他使用超速離心機將血中脂肪蛋白以密度的高低分離出高密度、中密度、低密度及超低密度的脂肪蛋白，其中以低密度脂肪蛋白（Low-density lipoprotein，縮寫為LDL）及高密度脂肪蛋白（High-density lipoprotein，縮寫為稱HDL）含量較高。有了這個分離方法，就可測出其中膽固醇含量。這個技術成為檢驗血中膽固醇的標準方法。

這個測血液膽固醇的方法很快地被加入佛明罕心臟計畫。五千多位參與者初次抽血時，也包含了血膽固醇以及低密度LDL膽固醇及高密度HDL膽固醇的測量。測完後把所有人的總膽固醇、LDL及HDL膽固醇量由低至高分為四群，以最低的一群當做對照組。分析出來的結果顯示，風險程度與膽固醇量成正比。膽固醇值最高的一群風險最高，次高的一群風險也增加，但比最高群低。

低密度膽固醇量與風險程度成正比

有一個很重要的發現是，低密度LDL膽固醇最能反映風險。LDL膽固醇最高的一群，風險很高。連比對照群（最低值）稍高的第二群，風險也明顯增加。LDL膽固醇因此被稱為「壞膽固醇」，而高密度HDL膽固醇值則與風險成反比。HDL高的，風險低，因此有時也稱HDL膽固醇為「好膽固醇」。

一般的血液檢查指標都可訂出正常值範圍，超出範圍就是不正常。但膽固醇的檢驗不一樣，它沒有正常值範圍，而是根據心血管風險訂出最佳值（最低的一組）。根據幾個大型社區追蹤研究結果，專家定出總膽固醇及壞膽固醇的最佳值：總膽固醇的最佳值是每分升（一百毫升）含兩百毫克以下，而壞膽固醇的最佳值是每分升含一百毫克以下。

難道超過最佳值就算是高膽固醇嗎？答案不盡然。總膽固醇值超過兩百四十毫克以及LDL膽固醇超過一百六十毫克時，屬高膽固醇。既然最佳總膽固醇值是兩百以下，而LDL膽固醇為一百以下，總膽固醇值兩百到兩百三十九以及LDL膽固醇值在一百到一百六十之間，不是最佳值，也不是高值。那是什麼意思呢？美國心臟協會及美國心臟學院共同的推薦文中給了這兩種中間值一個名稱：總膽固醇值兩百至兩百三十九是邊緣值，快接近高值了；而LDL膽固醇中間值又細分為一百至一百二十九為近於最佳值；一百三十至一百五十九為邊緣值，快近高值。

對這些值的稱呼看起來有點讓人混淆不清，但如果站在風險的角度來看，它是在告知大眾風險的高低。總膽固醇最佳值（兩百以下）風險最低，邊緣值（兩百至兩百三十九）屬中等風險，而高值（大於兩百四十）是高風險；LDL膽固醇的最佳值（小於一百）風險最低，近最佳值（一百至一百二十九）風險次低，邊緣值（一百至一百五十九）為高風險，而高值（大於一百六十）時，有極高風險。

有專家提起應該把壞膽固醇用藥物降到最理想值，但是何為理想值仍不清楚。有一種說法是，新生嬰兒的膽固醇值應屬理想值。新生兒的血脂的確很低，總膽固醇值平均一百六十左右、LDL膽固醇值七十左右、HDL膽固醇五十二左右、三酸甘油脂值一百四十左右。

將膽固醇降到「理想值」是可行的，但是否值得這樣做，還是一個無解的問題。主要原因是成人膽固醇降得太低，可能會有意想不到的副作用。曾經有實驗報告指出，低膽固醇有罹患癌症的風險。

HDL膽固醇值也沒有所謂的正常值，一樣是依照風險分為最佳值（高於每分升六十毫克）及高風險值（男性低於四十，女性低於五十）；而中間值（男性四十至六十，女性五十至六十）是邊緣值。

血液中的三酸甘油脂

做血液脂肪檢驗時，除了膽固醇，也要測量三酸甘油脂（Triglyceride）。三酸甘油脂與膽固醇不只是化學結構不同，生理功能也不同。

三酸甘油脂主要來自食物。剛吃完飯，尤其是油脂高的食物，血中的三酸甘油脂會變得很高。因為三酸甘油脂不溶於血液，會形成乳糜微粒。乳糜微粒迅速被分解，產生的脂肪酸供肌肉細胞做能源，剩餘送到脂肪細胞儲存。油脂食物吃得愈多，脂肪細胞的脂肪酸愈高，人就胖起來。吃飯過兩小時後，乳糜微粒消失，大部分血中的三酸甘油脂存在很低密度的脂肪蛋白質（VLDL），小部分在LDL及其他的脂肪蛋白。檢驗室測出來的血中三酸甘油脂值，可以說是VLDL中的三酸甘油脂。

現代人認為三酸甘油脂在一百五十毫克以下算正常，超過五百毫克算是非常高值。大部分人的血中三酸甘油脂值高時，LDL膽固醇值也高，而HDL膽固醇則相反地降低。因此不能只看三酸甘油脂值，而是要整個血脂一起看，才能鑑定心血管疾病的風險。

高LDL膽固醇、高三酸甘油脂及低HDL膽固醇同時存在時，心臟病的風險最大。有的人只有三酸甘油脂偏高，而其他血脂指數正常，而且沒有糖尿病、肥胖或代謝症候群，在這種情況下，很難確定高三酸甘油脂會增高心臟病風險。因此，血液三酸甘油脂不是極高時，一般不必急著用藥物控制。

將LDL膽固醇稱為「壞膽固醇」是有道理的，因為它會增加血管硬化及冠心病的風險。血中壞膽固醇值升高時，會破壞血管壁的內皮細胞，引起一連串病變，產生血管硬化。壞膽固醇持續升高時，粥狀斑塊增大加速，其帽狀膜脆弱，容易破裂，產生血栓，而引起心肌梗塞。因此，將血中壞膽固醇降低到風險最低值極其重要。儘早降血膽固醇，愈能停止血管硬化惡化。

第13章

預防冠心病的萬靈藥

在醫學史上，有兩類藥可稱得上是靈藥。一類是抗生素。二十世紀上旬，盤尼西林的發現救活成千成萬的人，其對人類的貢獻延續到今日。

另一類藥是預防心血管疾病的藥——阿司匹林及他汀。這兩類藥並沒有盤尼西林戲劇性的效果，但是對人類的貢獻同樣巨大。有趣的是，這些藥都來自於自然界，像是阿司匹林來自於白柳樹，而他汀藥及盤尼西林來自於土壤中的黴菌。

阿司匹林

由白柳樹皮萃取出來的水楊酸在十九世紀後期成為通用的止痛消炎藥。水楊酸藥片並不討好，它很苦，而且引起消化不良，許多人是不得已才用它，因為當時並沒有更有效的止痛消炎藥。十九世紀末，德國中部的一家小藥局將水楊酸做了化學改造，創造出不苦的藥，就是「阿司匹林」。

二十世紀初，阿司匹林將水楊酸淘汰，成為歐美國家每家必備的止痛藥。阿司匹林的確比水楊酸藥片好多了，使用起來很方便，使用的人愈來愈多，但是在一九五〇年代卻出了問題。有一些人使用阿司匹林後容易出血，在刷牙、刮鬍子時若有小創傷都會出血。這些所謂「小出血」也不是很可怕，不太受重視，但若有大創傷及手術後的大出血時，情況便不同了，這種出血是有生命危險的。此後醫生開始對阿司匹林的出血副作用感到擔憂。科學家也著手研究阿司匹林與出血的關係。研究之後發現，阿司匹林的確會引起出血，而且出血的對象是血液中的血小板！

血小板是很不典型的血球，它很小，而且形狀不像細胞，往往被研究者忽略。到二十世紀中期，新的研究技術發明後使用在血小板的研究上，才對血小板有了新的認知。血小板是相當活潑的血球！它對一些化學藥劑會起特別的反應，許多血小板會凝聚形成小球。血小板內還有很機動性的代謝反應，一旦遇到刺激物，會很迅速地啟動酶的作用，製造血栓素；而且會打通運輸系統，讓血栓素及二磷酸腺苷沿著通道釋放出去，加強血小板凝聚。

使用阿司匹林後，血中的血小板失去凝聚力，無法聚成一團，一旦受了傷，血小板無法形成栓塞將血止住，就會造成出血。更深入研究發現，阿司匹林抑止血小板製造血栓素，因此減弱血小板凝聚。阿司匹林之所以會抑止血栓素，是由於其具有抑止COX-1酶的作用。COX-1專責製造血栓素，一旦被抑止，血栓素便造不出來。

本來出血的副作用給阿司匹林帶來危機，但詳細研究的結果卻帶來了轉機。一九七〇年代是血栓的啟發期，那時專家才逐漸了解血小板是造成血栓的主要成分，而血小板凝聚是血栓的主因。當時的血液學及藥理學專家發覺到新的機會來臨。阿司匹林既然會因抑止血小板凝聚引起出血，何不藉著抑止血小板凝聚的作用來預防血栓形成？從動物及臨床實驗結果顯示，阿司匹林具有抑制血栓的功效。後續透過美國及歐洲大規模的人體試驗，證實了阿司匹林可以預防冠心病及缺血性腦中風再發。到了一九九〇年代，得了冠心病或缺血性腦中風之後，都會接受阿司匹林的治療。一顆小小的阿司匹林片可以減少這些疾病再發，減少這些病帶來的後遺症或是死亡，真是造福人類。

起初計畫人體試驗時，專家就曾爭論過關於阿司匹林的劑量。當時成人使用阿司匹林的劑量是三百二十五毫克一顆，而幼兒是六十五毫克。引起爭論的是，要抑制血栓應該使用成人劑量或是幼兒劑量。後來根據實驗結果，選擇了幼兒劑量。幼兒劑量已經可以有效抑制血小板凝聚，出血風險低。成人劑量雖然也很有效，但出血機率增高。嬰兒及幼兒其實已經不使用阿司匹林，因為會得雷伊氏症，但習慣上還是稱預防心血管疾病的阿司匹林劑量為嬰兒劑量；較正確說法應該是低劑量阿司匹林。這裡的低劑量指的是五十到一百毫克。

美國的低劑量阿司匹林小藥片是八十一毫克，歐洲是七十五毫克，而臺灣則是一百毫克。這些差異是因為藥廠製藥時的方便，藥效上沒有太大差別。

最近還有一個關於阿司匹林的討論。從沒得過冠心病或缺血性腦中風的人是否也應該每天使用一顆低劑量阿司匹林做預防？

這個討論的焦點是年長者使用阿司匹林的出血副作用比較嚴重。後來終於有人體試驗結果提供證據：年長者（七十五歲以上）的心血管風險不高時，不必每天吃阿司匹林。使用阿司匹林並沒有減低冠心病或缺血性腦中風得病率，反而會增加出血，而且是嚴重的出血，會引起出血性腦中風。

此外，低劑量阿司匹林不只會減低冠心病及缺血性腦中風再發，降低死亡率，而且還有預防癌症的功能。動物實驗結果顯示，阿司匹林可能可以減低失智症。阿司匹林也因此被認為是可貴的萬靈藥。很重要的是，阿司匹林不貴，可以說是有效藥物中最便宜的一種，其價格之低，讓全球每個國家的人都有能力購買。其醫療上的利益散布到全球每一角落。

他汀類藥物

他汀（或譯「司他汀」）指的是一群作用相似的藥物，用來降低壞膽固醇，防止血管硬化及冠心病。他汀藥物的發現過程很偶然，是個有趣的故事。

一九六〇年代，日本有位鄉村青年一生接觸土壤及土壤中的生物，對土壤產生了感情。高中畢業後他選讀農學院。畢業之後到日本一家製藥公司研發部工作，分配做土壤微生物的研發。這位青年就是研發出他汀的遠藤章博士（Akira Endo）。當時，土壤微生物是製藥公司尋找新藥的熱門，許多大藥廠都擁有不少土壤的黴菌種。

一九四〇年代，英國的弗萊明（Alexander Fleming）就從黴菌找到救命的盤尼西林。一九五〇年代，美國的瓦克斯曼（Selman Waksman）從土壤中找到救肺結核病人的鏈黴素（streptomycin）。這兩種藥是舉世無雙的救命靈藥。遠藤博士的藥廠也希望從土壤中的黴菌找到新藥。他收集了幾千菌種，取其培養液做化學分離工作，因成果優異，公司送他到美國深造。

在深造期間，他對磷質脂肪感興趣，回日本公司後，把研究焦點放在脂肪的工作上。前文已提到在肝臟內製造膽固醇的過程中，HMG-CoA還原酶佔關鍵的地位。遠藤就以這個酶當做標的來篩選從黴菌培養液中分離出來的小分子化學物。其中兩個化學分子具有抑止還原酶的活力，這兩種小分子化學物果然會減低膽固醇的製造。

美國的默克公司也從黴菌培養液中分離出抑制這個還原酶的小分子化學物，而這個小分子化學物居然跟遠藤博士分離出來的化學物其中一個化學結構完全相同！兩個公司同意將這個抑制膽固醇的小分子化學物命名為「洛伐他汀」（Lovastatin）。

洛伐他汀在細胞實驗先證明了能夠有效抑止肝細胞製造膽固醇，而在動物模型的實驗後，證明可有效降低血中膽固醇量以及壞膽固醇，再進一步地人體試驗則證明了可以降血脂。很有趣的是，日本及美國都先選擇家庭性高膽固醇症做為人體試驗對象。這種小分子化學物給這病症的年輕人使用時，還不知道是否會有副作用，更不知對人的高膽固醇是否有作用。但想不到竟然有神速的效果！患者吃完藥後，血中壞膽固醇量降低，而且眼睛及皮膚上的膽固醇沉積消失了！他汀通過了第一關人體試驗，成為家庭性高膽固醇症的救星。

到了一九八〇年代，幾個大型社區追蹤研究計畫的報告都指向血中壞膽固醇為血管硬化及冠心病的最主要風險之一。當時已經不少人因血中壞膽固醇太高而罹患冠心病。如果脂肪沒設法降低，冠心病再發的機會很高。下一階段的臨床人體試驗就是以這群高風險患者為對象。一半給他汀藥，一半沒給藥。追蹤兩年後，使用他汀的患者再發率減低，死亡率也減低，證明洛伐他汀的效果並不限於家庭性高膽固醇症。

有的人既沒有家庭性病症也沒有任何冠心病症狀，但是血中壞膽固醇值高，得冠心病的風險大。洛伐他汀是否可以藉由降低壞膽固醇來預防冠心病呢？要解開這個問題，人體試驗的規劃要相當大，參與試驗的人要多。在默克公司的資助下，臨床人體試驗得以進行。

追蹤幾年後，分析結果發現使用洛伐他汀減低得到冠心病及死亡的可能，而且與血中壞膽固醇的降低程度有關。這些試驗結果公布後，使用洛伐他汀的人大增。

其他大藥廠看到商機，紛紛投入研發，在幾年內開發出與洛伐他汀類似的藥物。人體試驗也都具有成效，共有七種藥物開發出來供臨床使用，其中臺灣比較常用的有三種：阿托伐他汀（atorvastatin，商標名「立普妥」Lipitor）、辛伐他汀（simvastatin，商標名「素果」Zocor），以及瑞舒伐他汀（rosuvastatin，商標名「冠脂妥」Crestor）。由於這類藥物化學及藥物性質相似，這群藥物就統稱為「他汀」。

他汀藥物已被認定是和阿司匹林同樣的靈藥。除了降血脂的效能外，還具有消炎作用。它會減低組織內的發炎，能縮小血管硬化及心肌梗塞後的心臟發炎反應。

不過他汀藥物有個較嚴重的副作用——肌肉壞死。輕者全身肌痛，重者無法行動，甚至腎臟功能不佳。腎臟的問題是起因於肌肉壞死時產生的廢物傷害到腎臟功能。使用後若有副作用，必須停掉他汀藥物，使用非他汀的降膽固醇藥，如：考來烯胺（cholestyramine）、依澤替米貝（ezetimib，商標名「怡妥錠」Ezetrol）。

他汀藥不只很有效的降血脂，同時具有消炎作用，藉此降低罹患冠心病的風險。它已成為全球風行的藥物，是心血管疾病的靈藥。

第4課

高血壓對血管的傷害

血管對血液流動速度及血液壓力具有嚴謹的調控機制。調控失調時，血液對血管壓力（血壓）增高。

長期處於高血壓狀態，會傷害血管，引起腦中風，甚至導致主動脈剝離，產生血管局部膨脹，類似腫瘤，被簡稱為「血管瘤」。

血壓失調的原因尚未完全清楚，但已經能確定的是腎素—血管緊張素（Renin-angiotensin）系統產生的化學因子，是增高血壓最主要的原因。這個系統已成為開發降血壓藥物的標的。

目前最常用的減血壓藥，是一種抑止血管緊張素受體的藥物；其他藥物如利尿劑及抗鈣離子通道阻塞劑，也經常與血管緊張素阻滯劑一起使用。半世紀來，抗高血壓藥物已經可以有效地將血壓降到安全值。

主動脈剝離及血管瘤的手術治療技術也一直在進步。此外，人工血管的製造也藉由誘導性幹細胞的發明而進入了新的開發階段。

第14章

血流與血壓的調控

在正常狀況下，人的血液循環順暢且川流不息，這要歸功於心臟泵浦的功能及血管性能。心臟是天然的血泵，靠著強有力的肌肉及不止息的跳動，將血液有規律地運輸到動脈。很有趣的是，古代人類把心臟想成是靈魂的住所。

到了古希臘時代，這個迷信觀念已成為一種哲學及醫學思想，而且還是主流。希臘哲學大師亞里斯多德認為心臟是人體內臟之首，是智慧、感受及動作的殿堂，是身體活力之源。

流傳一千多年的錯誤理論

到了羅馬時代，著名的醫學哲學家蓋倫將亞里斯多德的想法發揚光大，提出心臟是一塊爐石的理論。他認為這塊爐石發出的火供給內在的熱。他也以哲學家觀點提出心臟是最靠近靈魂的，可以將靈魂輸入人體全身。他做了心臟解剖，提出心臟是塊堅韌的肉，工作勤快、敏捷，不易受傷。這種把解剖、哲學及醫學參雜一起的理論讓當代人廣為接受並且傳承了一千多年。

蓋倫有相當不尋常的教育及工作經驗。他出生於希臘，年輕時留學埃及亞歷山大受完醫學訓練。亞歷山大城的醫學中心是當時世界醫學之首。他回希臘行醫不久便移居羅馬。他能言善道，加上家庭及教育背景好，精通醫學哲學理論，因此建立良好的名譽，成為羅馬名醫。

他除了行醫之外也勤於寫作，由解剖中得到的生理及病理現象，融合了臨床醫學及哲學觀念，寫了幾部有相當影響力的醫學鉅作。可惜他把不正確的心臟血管理論帶入書中，阻礙了醫學發展長達千年之久。他的錯誤觀念直到一千四百多年後才被英國的哈威打破。

心臟的泵浦功能

哈威以實驗證明心臟的泵浦功能，並且發現心臟的四個腔都具有瓣膜控制血液單方向流動。他提出血流方向是由右心房入右心室。右心室接到肺動脈，轉入肺靜脈，流入左心房。左心房的血流入左心室。左心室以其強有力的心肌將血輸入主動脈。動脈的血經由微血管進入靜脈，又流向心臟的右心房。為了不使血液倒流，心房及心室都有控制單方向流動的瓣膜，而且左心室與主動脈的連接處也有瓣膜。另外，左、右心房及心室都有厚壁隔開。一旦瓣膜結構不佳或左、右心臟間有相通的孔道，便會產生循環障礙，使心臟運作出問題，而產生心臟病。

血流有一定的流速。這是靠著心臟有規律及不止息的跳動。心臟之所以能夠維持規律不息的跳動，是出之於心臟內有電子系統，管控心臟收縮及鬆弛。這個電子系統由專職細胞負責，設置網絡，確定心臟規律的跳動。

由左心室抽送出的血，血流快，壓力大。主動脈的結構堅韌，而且有彈性，可以承擔急流，同時可以舒壓。一旦主動脈結構不健全，變得脆弱時，便無法承擔急流及高壓，血管會鼓漲形成瘤狀，俗稱「血管瘤」。有時管壁裂開，血液進入血管壁內層，而造成血管中的血管一大段都會漲開。

血液的流速及壓力受到荷爾蒙的影響。甲狀腺分泌的甲狀腺激素及腎上腺分泌的皮質醇（Cortisol）及醛固酮（Aldosterone）在正常狀況下，維持正常的血壓。功能過盛時，是會引起血壓增高及血流加速。

腎臟與血壓也有密切關係。十九世紀時，腎臟科醫生便提出腎臟是高血壓的主因，後來仔細研究發現大部分高血壓的人並沒有明顯的腎臟病，因此這種說法不成立。但腎臟細胞的確會製造控制血壓的小分子化學物，其功能類似荷爾蒙。

小分子化學物中以血管緊張素（Angiotensin II）最為厲害，跟高血壓有密切關係。血管緊張素作用於管壁細胞的受體，引起小血管收縮而造成血壓增高。血管緊張素平常並不儲存於細胞內，需要時才經由血管緊張素轉化酶（英文縮寫為ACE）的催化作用製造。血管緊張素過高時，會引起高血壓。

血壓多高才是高血壓？

這個問題的焦點是，血壓並沒有真正的正常值，因為高血壓的定義隨著時代在改變。這要從血壓測量方法談起，才會比較明白。十七世紀，醫學界對血液流動及血壓感到好奇，但並不清楚其中道理，因為缺乏測量方法。動物實驗者發明了一套直接量血液壓力的方法，他們把導管置入靜脈或動脈管內，連接到測量器。但是當時的儀器不精密且技術繁雜，無法用來測量人的血壓。

義大利的希皮奧內・里瓦羅西（Scipione Riva Rocci）醫師發明了水銀血壓器，但是只能依照脈搏估計收縮壓，量化並不精準。幾年後，俄國外科醫生尼古拉・柯羅特科夫（Nikolai Klotkoff）研究動脈血流發出的聲音，聽出五種聲音，使用聽診器可以清楚聽出其中兩種，一個聲音是左心室收縮，另一聲是左心室舒鬆。於是將水銀血壓器加上聽診器，便可以測量出收縮壓（高壓）及舒鬆壓（低壓）。這個方法很快傳佈全球，成為標準量血壓的方法。

一九四〇年代，許多診所及醫院雖然都配備了量血壓的器具，可是量了血壓卻不清楚血壓的臨床意義。當時有種想法是血壓反映了一個人的生理現象，活力高的人，血壓也會高；也就是說，高血壓並不是病。直到美國羅斯福（Franklin Roosevelt）總統的高血壓問題改變了醫生對血壓的看法，也讓民眾驚嚇、警惕。

羅斯福是美國在二次世界大戰期間的總統，經常面臨國家危機，壓力超大。他每年都有做健康檢查，任期前幾年血壓與一般人沒有差異，但在一九四〇年健康檢查時，血壓開始增高（據記載高到188mmHg），之後每年往上升。他的醫生並不特別注重血壓，把血壓當作生理參考，還對外公布羅斯福總統健康情況良好。後來羅斯福開始有了頭痛症狀，他的私人醫生並不認為頭痛與血壓有關。羅斯福的家人覺得不妥，換了醫生。新的醫生認為頭痛與高血壓有關係，試了一些療法，並無法降下血壓。三年後，血壓已經高達三百，不久後便因腦中風死亡。

這件事引起美國各界開始關注血壓。最先發起探索血壓與健康關係的是人壽保險公司。保險公司有很好的理由要探討這個問題，因為若高血壓引起死亡，便要調整保險費。當時，美國二十多家人壽保險公司聯手做有關血壓及死亡的追蹤調查。調查發現，血壓高的時候，死亡率增加。後來精算師學會做了更精細的研究，結果確定高血壓與死亡有密切關係。

美國政府也著手提出研究血壓的經費，授命美國國家衛生研究院規劃這方面的研究。前文提到的佛明罕心臟研究計畫就在這種迫切的氣氛下建立。血壓測量是這個社區追蹤研究的主要項目。因為並沒有正常或標準的血壓值，佛城研究將血壓由低至高分四個層次，分析每一層次血壓值得到冠心病的發生率，將最低值的一群定為對照組，其他三組與對照組比較。果然，冠心病的風險隨血壓而增高。

若以這些流病調研結果做參考，一九七〇年代的正常血壓是收縮壓及鬆弛壓在一五〇／九〇以下，超過這個值才是高血壓。當收縮壓升高到一八〇時，就是嚴重高血壓，需要做降血壓治療。

「正常血壓」則根據社區研究結果做調整。最近幾年，美國由美國心臟協會及美國心臟學學會共同請專家制定血壓指南，建議正常血壓值。二〇一七年這兩個心臟權威機構制定的指南中，正常值是一二〇／八〇以下（理想正常值是一二〇／八〇以下）。血壓在一三〇～一三九／八〇～八九範圍內是第一期高血壓，而超過一四〇／九〇是第二期高血壓。老人血壓比年輕人高，正常值也是訂在一三〇／八〇以下。

二〇一八年，歐洲心臟協會及歐洲高血壓學會訂出的血壓指南正常值是一三九／八十九以下（理想正常值是一二〇／八〇以下，一般正常值是一二九／八十四以下）。血壓超過一四〇／九〇就算是高血壓。高血壓分為三期：第一期是一四〇～一五九／九〇～九十九；第二期是一六〇～一七九／一〇〇～一〇九；第三期是超過一八〇／一一〇。老人的正常血壓也是訂在一三九／七十九以下。

表面上看起來，美歐專家對正常血壓及高血壓看法略有不同。歐洲專家考慮到實際血壓控制的困難，也建議高一點的正常值。美國的專家則秉持嚴格的態度，希望把血壓引起心血管的疾病風險減到最低。若詳細比較歐美血壓指南，會發現大部分的建議是相同的，都希望把血壓控制在一三〇／八〇以下，以避免高血壓引起的心血管、腎臟及眼睛的問題。

地球村的人血壓仍繼續往上升。以美國為例，人口中有四十五%的血壓在一三〇／八〇以上，算是有初期高血壓。為什麼有「高血壓」的人那麼多？為何有的人血壓會增高，有的人血壓不變？

高血壓成因研究可以回溯到十九世紀英國著名醫師理查德・布萊特（Richard Bright）的理論。他提出高血壓是由於腎臟功能失調而產生的。這個理論不久後便被推翻，理由很簡單：不少高血壓的人腎臟功能一點都不差。

二十世紀初，加拿大生理學家漢斯・薛利（Hans Selye）研究荷爾蒙與精神壓力的關係，提出高血壓是精神及工作壓力引起的。壓力會促進腎上腺皮質類固醇分泌，這種荷爾蒙過盛時，會增高血壓。現代人的工作、家庭、社會及政治變動產生了很大的精神壓力，的確與血壓上升是有關係的。

鹽分攝取過多影響血壓

鹽吃得太多也是引起血壓高重要的因素。《黃帝內經》便已記載了多食鹹會使脈變硬。雖然沒有直接提到「高血壓」這名詞，但確實有人如此解釋。

中國人喜歡吃鹹的食物，除了加鹽，還會加醬油或其他鹽分高的醬料及添加物。根據最近的報告，中國的居民是世界上攝取鹽最多的國家，平均每人每天食用十公克鹽。食鹽在西方國家也用得不少。西方國家很關心食鹽會增高血壓的問題，美國學界及政府都倡導減鹽，不只減少家庭烹飪用鹽，也勸導食品公司少加鹽。

主張以減鹽來控制血壓，是來自兩種研究證據。一個是一九七四年美國路易士・達爾（Lewis Dahl）的大鼠實驗。他的實驗室每天餵大鼠含五百公克鹽的食物，結果大鼠的血壓高得驚人。達爾的實驗給大鼠的鹽量是超高的，比平常大鼠每天吃的鹽量（約一・六公克）超過了三十倍以上，較容易偵察出高鹽與高血壓間的關係，但是一般人每日食用的鹽量並不會那麼高。

食用鹽量與血壓的關連還來自另一個證據。從多國用鹽的研究顯示，鹽分攝取較多的國家，人民的血壓比鹽吃少的國家高。到了二十世紀末，高鹽被認為是血壓高的禍首。

然而最近有研究結果指出，食鹽與高血壓的關係並不是直線的比例。有一個大規模的前瞻性追蹤研究，顯示每天使用鹽量太低時，反而會比使用正常鹽量的血壓還高，另有報告指出每天鹽分使用過低時，心血管疾病反而增加！這表示鹽分用得過高時會引起血壓高，而用太少時，則會得心血管疾病。

這些新的研究結果是在告訴我們，無論吃太多或太少的鹽都不健康，重要的是要吃得適量，畢竟食鹽和食物的味道有密切關係，過分限制用鹽，也不是很理想。

那麼要吃多少才是適當的日用鹽量呢？根據最近研究結果的建議，每天用量不高於七公克，不低於三公克。世界衛生組織（WHO）的建議是低於五公克。英國國家保健署（NHS）建議每日食鹽量低於六公克。美國心臟協會推薦日用鈉量不超過二・三公克（約六公克食鹽）。如此推算，每天用鹽不超過六公克應該是適當的量。

一九四〇年代流行一種學說，認為血壓升高是由於交感神經反應過分敏感。這種理論後來被用於高血壓治療。治療方法是用手術切斷交感神經。起初的臨床報告是交感神經切斷術滿有成效，於是許多醫院也跟著以此方法治療高血壓。不過之後詳細分析這些手術的效果，卻令人失望。只有一小部分的人手術後血壓下降，但對大多數人沒效。大部分的人有高血壓並不是因為交感神經反應過分靈敏。之後這個手術療法就消失了。

有的高血壓是由於腎小動脈硬化引起的。腎小動脈硬化時，腎臟分泌出化學分子，引起血管收縮，導致血壓增高。有一段時間流行用手術切除腎臟來治療，後來有了動脈支架，便使用支架將腎動脈狹窄處打通，不再切除腎臟。而現在連支架也不必放置了，用藥物來控制血壓已相當有效。

長期血壓高會引起小血管硬化

血壓增高時，首當其衝的是小動脈的內皮細胞。慢性血壓高時，內皮細胞功能減弱，尤其是其讓血管放鬆的功能。小血管的放鬆功能一旦失調，小血管收縮，管腔變小，血流滯慢，會導致心臟及腎臟的氧氣及營養供給不足，引發心血管及腎臟疾病。

長期血壓增高也會刺激血管內的平滑肌細胞增生。內管中層平滑細胞增生會壓迫到內膜，產生管腔狹窄，血液更難流通，甚至影響血管彈性。當血管彈性減低，變得僵硬，更讓血流不順。到了後期，小血管管壁失去內皮細胞，引起內管發炎，更加重血管硬化問題。

高血壓不但引起心血管及腎臟疾病，也會引起腦中風、視覺衰弱及動脈剝離，是心血管健康主要的威脅因子之一，必須好好控制才行。

第15章

高血壓是腦中風的主要風險因子

高血壓不只增加動脈硬化的風險，更是腦中風的主要風險因子。

腦中風不是一種單純的病，而是幾種病理不同的腦動脈發生問題，由於臨床症狀相似，因此統稱「腦中風」。大致上分為兩種類型：缺血性腦中風及出血性腦中風。兩種類型的共同點是突然的腦發作（brain attack），最常見的是半身不遂、說話不清楚及意識不清。這兩類雖然動脈病變差異很大，但主兇都是高血壓。

西方早期的中風觀念

腦中風在幾千年前就被認為是憤怒的突擊，意味著上天對罪惡的憤怒及懲罰。兩千五百年前，希臘醫學哲學家希伯克拉提斯已經對腦中風做了臨床觀察及描述，並且將腦中風與他的生命要素論連結，認為是四要素中的「血」要素受到障礙，無法將血中之靈氣輸送入腦。五百多年後，在羅馬行醫的蓋倫對中風的臨床症狀做了更詳細的描述，並將希氏的四元素理論發揚光大。

蓋倫的醫書對後代影響很大。他的血滯流理論引進了後來風行歐洲的放血術。他倡導放血術可治萬病，認為腦中風之血流通是受毒物阻礙，因此可用放血去除毒物。放血術迅速地成為治療腦中風的主流。另外，還有非主流的治療，如：引發嘔吐、下瀉等等。這是根據迷信的想法，認為嘔吐或下瀉療法可以去除上天的憤怒。這些荒唐的療法持續了將近千年，不但無效，反而因為放血過度引起貧血，甚至死亡。

十六世紀，哈威根據他的科學研究結果已經提出強烈的反對，但沒有作用，因為放血術根深蒂固，很難拔除。儘管之後反對放血術的呼聲愈來愈響亮，但反應仍然很遲鈍，一直到二十世紀初期，放血術才從醫療界逐漸消失。

中醫對中風的觀點

中醫很早便談到中風會引起半身不遂。

張仲景所著作的《傷寒雜病論》談「夫風之為病，當令人半身不遂」。當代及後代的中醫觀念著重風寒及火氣，所提出的中風觀念有的專注於火，認為中風是「內火暴甚，水枯莫制，心神昏昧，卒倒無所知」（劉河間）；有的認為中風是外受風邪而來；也有的專注於痰，認為「皆因氣血先虛，溼生痰，痰生熱，熱生風也」（元朝醫學家朱丹溪）。

中風的「風」是外風或內風，也曾經有些理論上的轉變。起先認為中風是來自於外風，到了宋朝開始轉變為內風。有趣的是到明朝還有「無風」的理論。到了清朝，內風盛行，而且成為一致同意的理論，並且根據內風理論開發出治療中風的複方。

古代的中醫和西醫對中風都受傳統及哲學思想影響，並不知道腦中風的真正原因，因此治療也不精準，缺乏效果。

腦中風科學化

十七世紀瑞士的病理學家約翰・雅各布・韋普弗（Johann Jakob Wepfer）在義大利帕多瓦大學受解剖學訓練，之後回瑞士從事醫療及病理研究。他在做屍體解剖時，發現中風患者的頸動脈內有堵塞動脈的血栓，因此提出一個新理論：腦中風是由於血液受阻擋無法運輸到腦部，因此產生像被上天打擊的中風。

在同一時期，英國的腦循環專家托馬斯・威利斯（Thomas Willis）在解剖腦部時，發現內頸動脈內有栓塞。之後雖然繼續有相似解剖報告，頸動脈堵塞引起中風的理論並沒有被學者接受。可幸的是，中風的觀念已開始由哲學迷信逐漸轉向科學化。

十九世紀是腦中風病理的輝煌時期，著名的病理學家確定了頸動脈阻塞是中風的主因，而且發現腦的壞死與動脈阻塞有關。

到了二十世紀中，發現了頸動脈分支處是粥狀動脈硬化的嗜好處，而粥狀斑塊膜破裂時產生的血栓會引起中風。頸動脈分支為內頸動脈及外頸動脈，內頸動脈將血液運輸入腦的前部，進入腦後又分三大支流：前、中及後腦動脈。內頸動脈粥狀斑塊引起血栓阻塞血流時，受供應的腦部會因缺氧及營養物而壞死。

這種情況與心臟冠狀動脈受粥狀斑塊阻塞的情形極相似，因此，這類腦中風就稱為「腦梗塞」（cerebral infarction），俗名為「腦發作」。腦發作、腦中風及腦血管事件（cerebrovascular event）是相同的，我們通常稱之為「腦中風」。

當內頸動脈腔變得狹窄，但還沒有完全堵塞時，平常是無事，但有時會引起短暫性缺血，俗稱「小中風」，即「短暫缺血發作」（transient ischemic attacks，縮寫為ＴＩＡ）。ＴＩＡ是腦中風的前奏，也是一種警告。發作過後要努力做預防工作，還來得及避免腦中風。

頸動脈的堵塞在臨床上可用超音波技術診斷，而且由超音波影像可以估計堵塞的程度。一旦堵塞超過七十%的管腔空間，缺血事件的發生機率就變大。

後來科學家發現中腦動脈（middle cerebral artery）的阻塞也會引起中風，而且比內頸動脈引起的中風更常見。中腦動脈比內頸動脈小，因此很容易被流動性的小栓塊堵塞。有的小栓塊來自內頸動脈的粥狀斑塊血栓。這些血栓不很堅固時會脫離斑塊，隨血流進入中腦動脈，而堵住腦動脈。

腦內小動脈裂開而引起的腦發作也是中風，俗稱為「出血性腦中風」。出血性腦中風比缺血性腦中風少見，發生率是缺血性腦中風的四分之一。其發作比缺血性腦中風更為迅速，而且症狀較嚴重，恢復比較慢。高血壓是引起出血性腦中風的主因。腦中血管瘤的破裂是年輕人出血性腦中風的主因。

缺血性腦中風與冠心病在病因及病理有相似之處。

頸動脈硬化及血栓是引起腦中風的兩大病理，其風險因子也相似：高齡、高血壓、糖尿病、高脂肪、吸菸、缺乏運動、不健康食物、肥胖、遺傳，都是缺血性腦中風的危險因子，但風險程度不同。

高膽固醇是冠心病的頭號風險因子，而高血壓是腦中風的主兇。高血壓對腦中風之所以有那麼高的風險，最重要理由是腦部引起中風的動脈是小動脈（比心臟的冠狀動脈小），比較容易受高血壓傷害讓管壁變厚而缺乏彈性。雖然有不同之處，腦中風的預防策略和預防冠心病的做法沒有太大差別。多運動、戒菸、食用健康食物、控制體重、降低血壓、血脂、血糖及糖尿病的治療。

缺血性腦中風的另一個主要原因是心律不整，產生心房顫動（Atrial fibrillation，縮寫為ＡＦ）。ＡＦ使心肌運作不良，血液容易滯留產生心房血栓。這些血栓不穩定，容易由心房壁脫散，隨血液循環入腦部小動脈，將其堵塞而引起腦中風。ＡＦ是常見的腦中風原因，因此要盡力偵察，做正確診斷，才能有效預防。

高血壓、高血脂或糖尿病與AF無關。事實上，要預防AF引起的腦中風，最主要的步驟是治療AF，讓心律恢復正常，同時使用抗血凝藥物減低血栓形成。抗血凝藥物有不錯進展，老牌藥華法林（可邁丁）的使用已超過五十年。

華法林曾經是獨一無二的抗血凝藥，的確救了許多生命，可惜使用起來不方便，而且劑量要經常調整，容易產生出血併發症。近十年來，新的直接口服抗血凝藥效果與華法林相當，但使用簡便且出血併發症較小。這類藥已經有幾種上市，如：阿哌沙班（Apixaban，商標名「艾必克凝」Eliquis）、立伐沙班（Rivaroxaban，商標名「拜瑞妥」Xarelto）、依度沙班（Edoxaban，商標名「里先安」Lixiana）及達比加群（Dabigatran，商標名「普栓達」Pradaxa）。這一類新藥物已逐漸替代掉華法林。

緊急溶血栓減輕腦中風症狀

缺血性腦中風的突發是由於血栓堵住血管腔，血流通不過引起缺氧缺血。腦細胞對氧氣需求很敏感，短時間沒有氧氣供應便會死亡。腦細胞死亡後不能再生，因此腦部留了一個空洞，失去功能。

血液學家研究發現，血栓形成不久還新鮮時，內部的纖維蛋白可以用溶血栓酶融化，待纖維蛋白融掉後，血栓就會散掉。這結果給治療中風的神經科醫師一個想法：何不早期用溶血栓酶把腦動脈血栓融掉？也許可以保護腦細胞，讓中風快速回復。

要執行這種療法的臨床試驗需要勇氣，因為溶血栓酶過量會引起腦出血，反而危害生命。紐約市康乃爾大學醫學中心的中風研究團隊決定進行這項臨床試驗。為了能在中風後盡速給溶血栓酶，他們動用了紐約市的急救救護車隊。在中風後兩小時內服用溶血栓酶，果然有效，不少病人完全恢復。這也再次展現由基礎研究應用到臨床人體試驗的力量。研究及醫療人員的勇氣、決心、盡力及精密計畫，創造了一個奇蹟！

臨床使用的溶血栓酶英文簡稱TPA，是人體內溶血栓系統中的一種酶。起初人體試驗證明中風發生兩小時內打TPA可以減輕中風症狀，有些人完全恢復。由於兩小時期限對許多遠途病人很難達到，後來的人體試驗發現在四個半小時內打TPA還是有效。因此目前的標準療法是急性缺血中風發生後，儘量能在發生後四個半小時內服用TPA。TPA的確會有出血的副作用，但適量使用TPA則出血不多。

不過，溶血栓酶療法並不適用於出血性中風，這會使腦出血變本加厲。溶血栓酶療法對於心律不整所引起的缺血性中風也無效，因為血栓形成已久，對溶血栓酶已經沒有反應。

除了使用溶血栓劑打通腦動脈循環外，還可使用外科手術取掉血栓，或是擴張管壁使血液循環流通。其中一種手術是將導管置入血管，然後用導管內的鉗子將血栓拿掉。如果內頸動脈的粥狀斑塊很大，已經將大部分管腔堵住時，可以用手術將血管切開，除去斑塊，然後再將動脈縫合。這種手術叫做內頸動脈內膜切除術。

另一種方法是使用支架將頸動脈腔擴張。將導管置入內頸動脈，吹開氣球囊，然後放入支架，維持血液順利流通。這些手術都附帶著嚴重副作用，有的甚至會引起腦中風，使本來的腦中風更加嚴重。醫師在施行這類手術時，會將手術的益處及危險副作用分析清楚，當益勝於險時，才會做這些具侵入性的手術。

預防缺血性中風的復發

得了缺血性中風或小中風很怕復發，偏偏復發的可能性相當高，而預防再發的方法不外乎是控制好血壓及血糖、食用健康食物、多運動、使用他汀類藥物保持正常血脂（膽固醇）、禁菸及飲酒不過量。除了要吃對心血管有益的食物，還要注意營養，尤其是維生素 B_{12}。

也要使用藥物預防中風復發。預防的老牌藥是阿司匹林，已有多年使用歷史。最近加入預防陣容的還有其他類的血小板抑制藥及口服抗凝血藥。這些藥物的使用並沒有比阿司匹林好，因此阿司匹林仍是必需的預防藥，需要時再加上其他血小板或凝血抑止藥物。

關於阿司匹林可預防中風還有一段有趣的逸事，跟我早期的臨床研究有密切關係。我在一九七〇年代發現腦中風患者的血中血小板凝聚度高。在一個偶然機會下，我發現一位三十幾歲的男人因小中風住院。他的手指頭疼痛且發紫，血中血小板數目高，而且凝聚指數增高，很可能他的小中風及指頭痛與血小板凝聚有關。

我當時想，既然阿司匹林在試驗中可以防止血小板凝聚，何不給病人阿司匹林，也許可解除中風及手指痛。於是給了他一顆成人阿司匹林，幾小時後，他的中風及手指痛症狀全失，而且指頭恢復血色。

真是戲劇化的效果！後來試了更多類似症狀的病人，效果都良好。這個結果發表在著名的醫學期刊如《刺胳針》、《內科年鑑期刊》及《中風期刊》上，頗受注目。當時沒想到的是，它們會成為後來臨床人體試驗的基石。專攻中風研究者根據這些報告，設計了大規模的阿司匹林治療中風的人體試驗，結果證實阿司匹林可有效地預防中風復發。阿司匹林從此以後成為預防中風再發不可缺乏的靈藥！

至於沒得過中風但高風險的人，則是要注意控制風險因子，其中最重要的就是降低血壓到最佳值。膽固醇過多時，可以靠飲食控制或服用他汀藥物將數值降低。若有糖尿病要徹底治療，將血糖降到正常範圍，糖化血紅蛋白（A1C）要在六・五％以下。維持好的生活方式，長期使用降血壓、降血脂及降血糖的藥。

第16章

高血壓引發主動脈剝離及血管瘤

希臘的哲學大師亞里斯多德是一位多才的學者，對科學有濃厚的興趣，特別是對動物生命的奧祕。他經常做動物解剖，想從中得到哲學的印證。

他先是發現心臟，又發現連在心臟的一條大管子，他將其取名為「懸掛於心臟之物」（Aorta），這就是「主動脈」。

主動脈連接到左心室，與左心室交接處有內瓣，使得血液單向流動。血液由左心室流入主動脈，最前面一段血流向上行，這一小段稱為「升主動脈」，接下來看似弧形，像弓，故稱為「主動脈弓」（Aortic arch）。然後是一段向下流，經胸部再入腹部，最後分支入下肢動脈。向下行的大動脈稱為「降主動脈」。在胸部的主動脈稱為「胸主動脈」，到了腹部稱為「腹主動脈」。

主動脈跟其他動脈一樣是由三層組織形成：內膜、中膜及外膜。每層膜中除了結締組織外，還有特別的細胞。內膜是內皮細胞，中膜是平滑肌細胞，而外膜是纖維原細胞。

每層細胞間都有彈性的結締組織分隔。主動脈比中及小動脈堅韌有力，而且能承擔壓力。主動脈也會產生粥狀硬化，但由於口徑大，血流快，並不會發生阻塞。但血管硬化使得表面脆弱，容易受傷。

血壓增高時，會使主動脈失去伸張力，彈性減少，而且變得較僵硬。長期的衝擊會導致管壁破裂，血液沿著裂縫入管壁，整段血管擴張變粗大。有時由於主動脈管壁變得薄弱，即使沒有裂縫，高血壓也會造成局部血管擴張，形狀像瘤，稱為「主動脈瘤」，其實這並不是真的腫瘤或癌。

主動脈瘤

主動脈瘤（aortic aneurysm）是人類最古老的疾病之一。數千年前，埃及醫書便已經有主動脈瘤的記載。公元二世紀，羅馬的醫學發達，人才除了蓋倫之外，還有一位名叫安提魯斯（Antyllus）的外科醫生也相當有名。安提魯斯由希臘搬到羅馬行醫並定居。他的著作沒有流傳下來，但根據當代人的記載，他不只診斷腹部主動脈瘤，而且將其分類。那時代沒有影像技術，安提魯斯如何診斷出主動脈瘤？他是用手診斷的。當腹部主動脈瘤相當大時，用手檢查腹部就可以摸到主動脈瘤的跳動，並且估計其膨脹的程度。

動脈瘤的治療自古便採取一種消極態度，那就是沒藥可醫，只能給予病人同情。到了十八世紀才有手術方法將瘤去除。起初的手術是將動脈瘤的上、下端紮起來，然後將腫起來成瘤的部分切除。

這種手術並不理想，因為它會切斷血流，引起下肢缺氧壞死。十九世紀末，美國紐澳良市的外科醫生魯道夫・麥塔斯（Rudolf Matas）發明了一種新的動脈瘤修補術，提供了有效的療法。根據記載，有一位在附近大農場工作的人，動脈瘤裂開大出血，被送到紐奧良市的慈善醫院（Charity Hospital），麥塔斯醫師用盡方法止血都不成功。病人性命垂危。麥醫師很大膽地將血管切開，清除血管瘤並縫補。血止住了，病人情況逐日恢復，一個星期後出院了！

麥塔斯醫師用他發明的方法醫治了很多病人，貢獻很大。這種方法到今日還在使用，被稱為「麥塔斯氏手術法」。麥塔斯醫生被尊稱為「血管外科之父」。

二十世紀初，開啟了新的血管手術嘗試，其中之一是把動脈瘤切除，然後做血管吻合。這種技術的創始人是法國一位血管外科專家亞歷克西・卡雷爾（Alexis Carrel）。卡雷爾是法國里昂人，醫學院畢業後從事血管手術研究工作，後來留學美國，在紐約的洛克菲勒醫學研究中心工作了二十年。他首次發明一種將兩端血管縫合的技術，後人稱之為「卡雷爾縫合術」。他也從事血管組織移植做血管吻合，這些手術技術影響很大，因此他在一九一二年獲得諾貝爾獎。這是首次因外科手術技術獲頒這獎項。

他的手術方法後來被丹頓・庫利（Denton Cooley）及邁克爾・狄貝基（Michael DeBakey）應用於主動脈瘤的手術，建立了可以使用的手術方法，解除主動脈疾病帶來的惡訊，拯救了很多人。

腹主動脈瘤與胸主動脈瘤是不同病症

腹主動脈瘤比較容易摸到，因此早就有記載，但是胸主動脈瘤在早期並沒有記載。解剖學興起後，才發現胸部主動脈也會膨脹得像腫瘤，其外形和腹部主動脈瘤無異，因此被認為是同樣的病。

最近研究發現，這兩個部位的主動脈引起膨脹的病理及原因相差很大，而且基因及風險因子也不相同。因此，腹部主動脈瘤及胸部主動脈瘤被認為是兩種不同的主動脈瘤。

腹主動脈瘤的發生和主動脈中層的結構缺陷有關。中層缺乏小血管，而且動脈中層的平滑肌細胞容易壞死，彈性蛋白及膠原蛋白容易瓦解，因此血管壁變得薄弱，承擔不了血流的壓力，只好順壓力而膨脹。中層細胞及纖維組織若繼續流失，血管會愈來愈薄，便有破裂的危險。

一旦腹主動脈瘤迅速增大，產生腹部及背部痛就需要考慮開刀，把動脈瘤除掉並做動脈連接修補。即使沒有症狀，主動脈瘤過大也需要手術，以避免大動脈破裂。

胸主動脈瘤發生在胸腔內的降主動脈時，膨脹得較慢，比較沒有生命危險。但若發生在升主動脈時便不一樣，會有急性生命危險。升主動脈血流急，容易有亂流，再加上血管硬化，血管變得薄弱時，除了呈現瘤狀鼓起，會產生小裂縫，而造成動脈壁內剝離，血液流入管壁，整段主動脈膨脹，血流受阻，尤其是頸部動脈血流受阻，產生腦部變化及心臟功能失調，威脅生命。若是沒能及時手術矯正，會喪失生命。

主動脈瘤雖然經常發生於高齡人，年輕人及兒童也會有主動脈瘤。有一種先天性遺傳病叫做「馬凡氏症」（Marfan Syndrome），患者在年幼時便會得胸主動脈瘤，這種瘤是發生在主動脈根（aortic root）及升主動脈位置。主動脈根指的是主動脈與左心室交接稍鼓起來之處，其中還有主動脈瓣膜（aortic valve）。

馬凡氏症是由於一種結締組織蛋白的突變，使得主動脈的中層纖維的支持減低，失去彈性，抵擋不了高速高壓的血流，因此在主動脈根部分產生管腔擴張。一旦主動脈根的內徑改變，瓣膜開關不全，血液反流，就會造成心臟功能失調。

另一個嚴重的問題是，主動脈根擴張成瘤時，表面受沖擊而有小裂縫，造成血管剝離。馬凡氏症的主動脈根瘤及血管剝離由於位置特殊，手術並不簡單。一九九〇年代，約翰斯霍普金斯大學醫院的血管外科團隊將手術標準化，手術成功率高且併發症少，救了不少馬凡氏症患者的生命。

主動脈剝離

上面已經談到升主動脈瘤會有管壁剝離的危險。最近幾年發現，即使沒有動脈瘤，升主動脈也會產生剝離，引起急性臨床症狀，帶來生命的危險。

胸主動脈瘤腔壁表面破裂時，血液流入管壁內層，將內層及中層剝離，形成管內血液通道，好像是血管中的血管。但血管壁內的血液會累積在血管內，造成局部血管膨脹，引起管腔狹窄，血液流通不順。由於位置接近心臟，而且靠近運輸血液去腦部的頸動脈，因此產

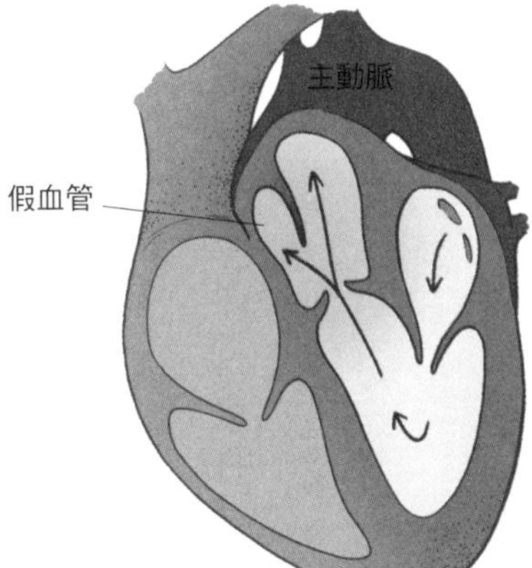

心臟主動脈的血管內膜破損，血流入形成假血管，膨脹後引發引發血流不順，導致急性腦缺血或心臟功能失調。

主動脈血管壁有三層：

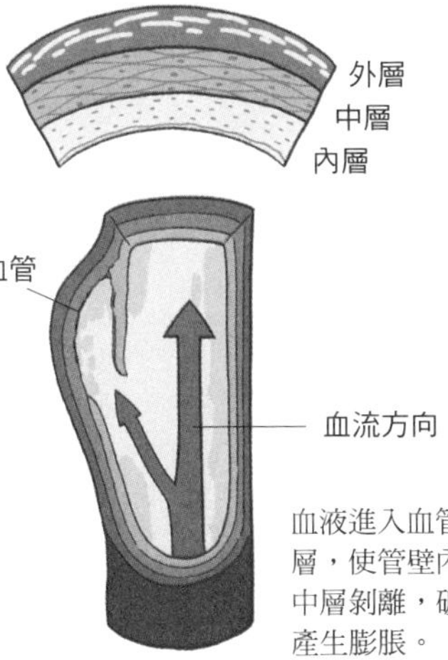

血液進入血管壁內層，使管壁內層與中層剝離，破損處產生膨脹。

▲主動脈剝離示意圖

生急性腦缺血及心臟功能不調。這是個緊急的情況，需要馬上動手術把積血剝離的部分切除，補上一段移植物，然後把兩端縫合。

為何有的人升主動脈的表面會有小裂縫？目前的解釋是長期受高血壓的衝擊，加上血管內受到硬化侵害，表面脆弱，因此亂流會撕開表面。只要有一個小縫，急血流便會趁縫進入血管壁內，將內層及中層剝離，血液順道而流，造成管壁內假血管。假血管內流速減慢，最後停止，血液積聚，造成血管膨脹而呈現瘤狀。

主動脈剝離症的發現是醫學歷史上的傳奇。根據法蘭克・尼克爾斯（Frank Nicholls）醫生的記載，一七六〇年的某個早晨，英國國王喬治二世如常起床、洗漱及用早餐，但在換衣裳時忽然倒地，昏迷不醒而死亡。尼克爾斯是國王的醫生，受皇室指令做屍體解剖，發現靠近心臟的主大動脈表面有裂縫，主動脈積血，連圍住心臟的心膜內也積滿了血。在這種情況，心臟跳動受到很大阻力，血液循環大為減低，因此發生急性昏迷而死亡。

在此之後，持續有主動脈剝離的醫學報告，法國醫師並將其取名為「主動脈剝離」，而這個病名至今仍在使用。也有人稱之為「主動脈瘤剝離」，引起了診斷上的混亂。其實當時診斷上的混亂並不是影響生死的大問題，因為並沒有有效的治療方法。一旦得了主動脈剝離，當時的醫生只能推薦祈禱及用心照護。

有效的外科治療要等到二十世紀中期，才在美國休士頓市的醫學中心兩位血管外科醫師手上創出了奇蹟。這兩位外科醫生是聞名全球的邁克爾・狄貝基（Michael DeBakey）及丹頓・庫利（Denton Cooley）。

狄貝基醫師被認為是當代世界上最偉大的外科醫生。他是美國路西安那州查爾士湖出生的黎巴嫩後裔。他在紐奧良市杜蘭大學醫學院讀書時，杜蘭大學的血管外科聞名全球，被稱為是「血管外科之父」的麥塔斯醫師在慈善醫院建立的血管外科，在杜蘭大學醫學院打下很強的基礎，因為慈善醫院是杜蘭大學主要的教學醫院。狄貝基就讀時代，另一位著名的外科醫生阿爾頓・奧克斯納（Alton Ochsner）當主任。狄貝基就在這種環境下建立他對主動脈手術的興趣及基礎。

他後來受聘去休士頓市的貝勒大學醫學院。這所醫學院本來是附屬於在德州北部的貝勒大學，後來獨立出來成為貝勒醫學院。狄貝基跟他的同事丹頓・庫利就在這所新醫學院及附屬醫院衛理公會醫院做了轟動全球的嶄新外科手術，救活了不少主動脈剝離及主動脈瘤的病人。

胸主動脈剝離產生的症狀和位置很有關係。狄貝基的外科手術治療了各種各樣的剝離症。他還把胸主動脈剝離症分成三類：第一及第二類型主要的剝離發生於接近心臟的升主動脈，而第三類型則發生於降主動脈。

後來史丹佛大學心血管外科醫師將狄貝基的分類簡化成A型及B型。A型是升主動脈，而B型是降主動脈的分離。狄貝基的分類及史丹佛分類至今仍然使用。這些分類法有助於治療的標準化。一般而言，A型主動脈剝離症是急性的，而且有生命危險，而B型主動脈剝離症則是慢性的，其病理及臨床的呈現差異大，因此治療上需要個人化。

急性主動脈症候群的急救

接近心臟的升主動脈及主動脈弓發生剝離或主動脈瘤時，會有突發性的胸背痛、心臟功能減弱及腦部缺血，給生命帶來危險。若沒有及時治療，許多患者活不過兩小時。這類病症稱為「急性主動脈症」。狄貝基及庫利醫師首創了手術方法急救這類患者。他們的手術法是將剝離厲害或膨脹厲害的部分切除，並做主動脈內部清除及修補，然後把切除後的主動脈用達克綸（dacron）移植物將兩端縫吻。

一旦剝離已經破壞了主動脈瓣膜，便需要同時做瓣膜的修補。手術很精細而且複雜。要感謝貝勒醫學院狄貝基教授的普及教育及訓練專科外科醫師，這種手術在大的醫學中心都很熟練，救活了許多病人。

高血壓是主動脈剝離最主要的原因，因此要很嚴謹地把血壓降至正常範圍內，並且長期維持，才是最佳的預防方法。

第17章

解除高血壓的良藥

羅斯福總統因高血壓引起腦中風的事件給醫界帶來了警訊，改變了醫生對高血壓的看法。高血壓已不是生理狀態，而是一種病。

血壓很高時，必須馬上治療，以免發生急性腦中風。那時並沒有降血壓特效藥，只好各地尋找天然治劑。一九四〇年代，印度使用蘿芙木（Rauwolfia）萃取物治療高血壓，這種草藥後來傳到世界各國。由這個草藥萃取物獲得蛇根鹼（Reserpine）成為一九五〇年代治療高血壓的常用藥。這類藥物有相當大的副作用，如憂鬱症等等，現已少用。一九五〇年代，其他治療高血壓的藥還有肼苯噠嗪（Hydralazine）、胍乙啶（Guanethidine）等等。這些藥的副作用相當大，因此也少用了。

從利尿劑開始的降血壓藥

有效的降血壓藥開始於利尿劑。一九五〇年代，製藥公司極力開發可以排除人體積水的藥物。心臟功能不佳時，體內水分增加，人會水腫，而且肺部會因積水而呼吸困難。如果能將體內過多的水分藉由腎臟排出，會減輕症狀。

當時研發出來的第一個利尿劑叫做氯噻嗪（Chlorothiazide），給積水病人使用，果然有效。醫生同時發現血壓也會降低。在美國榮民醫院服務的醫生發起全美榮民醫院的合作人體試驗，結果發現利尿劑對降血壓有效。這是第一個經由人體試驗證明有效的降血壓藥。利尿劑是口服藥，副作用少，使用方便而安全。另外，由氯噻嗪研發出來的氫氯噻嗪至今仍被廣泛使用。而第二代的利尿劑如氯噻酮（Chlorthalidone）也是降血壓常用藥。利尿劑降血壓的原理是減少血液中的水容量，藉此減少血容量及血壓。利尿劑會使血中鉀降低，因此使用時若鉀太低，需要補給。

利尿劑對較嚴重的高血壓降壓效果不佳，因此藥廠繼續研發新的降血壓藥。一九六〇年代，研發出一種治療心肌梗塞的藥，是依據其抑制腎上腺素的作用。當時認為腎上腺素過盛會增加冠心病風險。腎上腺素的作用是經由特別的受體，有兩種受體分別叫做α型及β型受體。研發出來的藥是要抑止β型受體，這類藥叫做「β受體抑制劑」。第一個廣用於治療心血管疾病的藥是普萘洛爾（Propranolol）。後來發現這類藥也具有降血壓功效。β抑制藥仍在使用，而且已研發出多種類似藥，而β抑制藥會引起心血管副作用，因此已經不是第一線降血壓藥。

到了一九八〇年代，另一類降血壓藥出爐。這一類藥叫「鈣離子通道阻滯劑」

（Calcium channel blockers）。這類藥也是針對治療狹心症及心臟病發作開發的。當時發現心臟跳動需要鈣離子，而鈣離子是經由鈣離子通道進入心臟細胞。鈣離子通道阻滯劑是將鈣離子通道阻塞，不讓鈣離子進入心臟細胞，讓心臟跳動減慢，而且用力減低，這樣對氧氣需求沒有那麼高，就可以減輕冠動脈缺血時引起的心絞痛。

後來發現，血管中層的平滑肌細胞表面也有鈣離子通道。鈣離子通道打開時，鈣離子由細胞外進入平滑肌細胞，促進其收縮。鈣離子通道阻滯劑會阻塞鈣離子通道。鈣離子無法進入平滑肌細胞時，平滑肌細胞維持鬆弛狀態，因此降低血壓。鈣離子阻滯劑果然很有效地將人的血壓減低，因此廣泛弛應用於高血壓治療。

這類藥的代表是洛活喜（Norvasc），通用名稱是氨氯地平（Amlodipine）。洛活喜曾經是最常用的降血壓藥，但最近被另一類的藥取代。這一類藥物的發現是根據很有創意的基礎醫學研究，如今成為最常用的降血壓藥。

抑制腎素—血管緊張素系統的新穎降血壓藥

腎素（Renin）及血管緊張素（Angiotensin）是以腎臟為主的一套調控血管收縮的系統。這一套系統最終目的是製造出具有收縮小動脈的小分子化學物，叫做「二號血管緊張素」。製造的生化程序相當複雜，成分還不少，因此其發現是分段的。最先被發現的是腎素。這是十九世紀末的事，當時並沒有把腎素連結到與血壓相關。

半世紀後，科學家發現血液中有種物質會引起血管收縮，將其稱做「緊張素」。再仔細分析，緊張素有兩種，就用號碼命名為第一及第二號血管緊張素。會收縮血管的是第二號血管緊張素（英文縮寫為AT-II），是腎臟製造出來，其製造需靠兩種酶的催化。腎素的第一種酶負責製造一號血管緊張素（AT-I），第二種酶簡寫為ACE（Angiotensin converting enzyme），將AT-I轉變為AT-II。二號血管緊張素經由受體作用引起血管收縮，增加腎管鈉（鹽）再吸收，藉此產生高血壓。

這個系統產生了三個藥的標靶：一、血管緊張素受體；二、ACE酶，以及腎素（酶）。經過幾年的功夫，這三種標靶藥研發成功，可在臨床使用。這三類新藥改善了高血壓的治療。

血管緊張素受體的標靶藥叫做「血管緊張素阻滯劑」，簡稱ARB（Angiotensin receptor blockers）。已經有多種ARB藥物，其代表藥是纈沙坦（Valsartan，商品名「得安穩」Diovan）及氯沙坦（losartan，商品名Cozaar）。ARB已成為最常用的血壓藥。ACE酶的標靶藥叫做「ACE抑制劑」，簡稱ACE I（ACE inhibitors），其種類也不少，代表藥是卡特普利（Captopril）及伊那普利（Enalapril）。腎素的標靶藥就叫做「腎素抑制劑」，簡稱DRI（Direct renin inhibitors），是最新開發出來的，其代表藥叫阿利克侖（Aliskiren，商品名Rasilez）。

如何使用降血壓藥

降血壓藥種類很多，每類藥對抗制血壓都有效果，但不一定對每人的高血壓有同樣效果。因為血壓高是多元化的，也因人而異，醫生在治療高血壓時，先要試藥，才能找出最好最適當的。對於詳細藥物治療在此不便供給，但可以談一些基本原則：有些人的血壓用利尿劑或是其他種單藥就可以控制。但有的高血壓需要多種類藥才能控制。用多種藥時，一般是先用一種抑制腎素—血管緊張素系統藥加上一種利尿劑。如果還無法控制再加上鈣離子通道阻滯劑。不要同時合用腎素—血管緊張素系統中的不同種類的藥。

血壓的控制目標是降到一三〇／八〇以下。大部分的高血壓藥一天吃一次就行，但有時要服用一天二次，才能將整天血壓都控制在目標值以下。

大部分降血壓藥副作用不大。有的人對β腎上腺素受體抑制物反應較敏感，比較會有全身副作用，如疲憊、困倦無力等等。

一旦最佳藥物找到了，便要每天服用，且一生服用，因為高血壓是慢性的，是一生的。為了讓血壓都是在正常的範圍內，每天服藥是必要的。

輔助的減壓方法

血壓受到工作及精神壓力的影響很大，因此能夠讓精神放鬆，有助於降低血壓。除了一般的放鬆方法，市面還流行用靜坐默思（Meditation）、生物回饋（Biofeedback）、瑜珈（Yoga）以及太極拳等方式降血壓。

這些靜心養性及身體活動真的有效嗎？我們來看看醫學上的證據。

最近二十年內已經有一些關於這方面的臨床研究，結果並不一致。美國心臟協會為了給民間一個比較清楚的答案，請了專家用後設分析法（meta-analysis）做全盤性的評價。這個分析指出，超覺靜坐（transcendental meditation, TM）對降血壓是有效的，但其他種類的靜坐默思並沒有降血壓的效果。生物回饋法也有效，但瑜珈沒有明顯的降血壓。其實這些活動的主要目的是讓精神舒暢，筋骨活躍，雖然不是每種活動都有降血壓的作用，對身體還是有益處的，因此值得做。

器材引導呼吸法（Device-guided breathing）是利用特別設計的醫療器材引導高血壓患者呼吸減慢。臨床試驗結果確定它有降血壓的效果。此外，還有很多傳言說針灸可降血壓，但目前臨床試驗分析結果並沒有明顯效果。

所有活動中，需氧的運動（dynamic aerobic exercise）對降低血壓的證據最強，而且降血壓的程度最大。美國心臟協會將快走、慢跑、游泳、騎單車以及一種橢圓機上運動規為需氧運動。建議每天做中度劇烈的運動三十分鐘，每週最少五次。其他健身房內的機械運動對於降血壓也是有效的，只是證據沒有像需氧運動那麼強。

根據上述分析，美國心臟協會推薦需氧運動、健身房運動、超覺靜坐及生理反饋為降血壓的輔助方法。使用降血壓藥，加上輔助方法可以減低西藥劑量，減少其副作用。這些輔助方法不只降血壓，還有舒壓的作用，因此對預防血管硬化及冠心病也是有用的。

降血壓的中草藥及食物

我們經常從媒體及網路看或聽到若干食物中有降血壓的作用。每家都有不同的降血壓的食物清單。事實上，食物是否可以有效地減低人的血壓並不清楚，因為還沒有系統性的做過人體試驗。還好，所列的食物大部分是有營養的蔬果如：香蕉、甜菜，還有綠色蔬菜如菠菜、藍莓、草莓、西瓜；魚類如鮭魚，以及纖維高的麥片。本來就是該鼓勵多攝取的食物。

健康食品店內則有不少種類的降血壓的草藥或香料，種類非常多，有的是經常使用的調味品如大蒜、芹菜、綠茶、薑、肉桂。這些草藥或香料對降血壓可能有一些道理。問題在於使用的量，要使用很大量才能達到降血壓的目的，這並不實用。事實上，每天用一點點來調味食物，反而更有生活的藝術。

第18章

製造有生命的人工血管

主動脈剝離時，外科醫生會使用人工血管替換剝離的部分。

人工血管早期都是用合成纖維化學物製成，如：達克倫（Dacron）、鐵氟龍（或特氟龍，Teflon）及尼龍（Nylon）。這種人工血管置入後，會產生血栓，將血管堵住。塗上肝素，血栓率較低，但仍然有血栓堵塞的麻煩。

和真的一樣的人工血管

自然的血管腔壁上有一層保護血管、防止血栓的細胞，即內皮細胞。醫學工程師設法將培養皿中的內皮細胞種植到化學物做的管子壁上。鋪上內皮細胞的人工血管雖然比純粹化學物人工血管好，但仍然缺乏彈性及伸舒性，難抵高壓，而且內皮細胞也無法持久。外科醫生一直希望能有像人體動脈一樣的人工血管，生醫工程師也想盡辦法製造出如此的人工血管。半世紀過去了，仍是夢想。

沒想到，一個劃世紀的幹細胞新發現，使這個希望又燃燒起來，而且這個夢想有希望成真！這個新發現就是利用基因工程將已經分化的細胞轉換為多分化功能的幹細胞，這種由分化細胞誘導的幹細胞在功能上很像胚胎幹細胞。

胚胎幹細胞是來自受精卵。它在母體子宮內經有規律的增生及分化，終於長成胚胎，出生為人。一個胚胎幹細胞只要在適當的環境內（試管也可以）就能成長為人。

胚胎幹細胞的確萬能。二十世紀末，胚胎幹細胞由胚胎分離出來，可成功在試管中培養。培養出來的胚胎幹細胞的確可用來分化為心臟細胞，在培養盤上觀察胚胎細胞分化成和心臟一樣會跳動的細胞，有一種生命很奇妙的感覺。胚胎幹細胞也可以分化為腦神經細胞、骨細胞、內皮細胞及平滑肌細胞等等。胚胎幹細胞必須由人的胚胎取得，而要獲得人的胚胎做實驗，還需面臨宗教、社會及倫理的嚴峻挑戰，因此進展緩慢。胚胎幹細胞的確有很大的醫療潛能，但由於來源的限制，發展並不理想。

動物實驗的結果顯示可能將已分化的細胞轉換回胚胎幹細胞，而這種轉變依靠基因的表達。至於何種基因可將已分化細胞轉回幹細胞，並不清楚。

發現萬能幹細胞

日本京都大學山中伸彌（Shinya Yamanaka）醫師決心要找出這些基因。他從兩百多種基因有系統地一個一個篩選，結果發現四個必要的基因，將這四個基因轉錄入已分化細胞，就可以將其誘導回到多能性幹細胞。這種受基因誘導的人工多能幹細胞與胚胎幹細胞的分化功能大同小異，可分化成不同種類的成人細胞。但與胚胎細胞很大的差別是，它的來源不受胚胎的限制，可以來自皮膚的纖維原細胞或血中的白血球，可以說是來源豐富，而且容易取得。

山中教授的發現轟動全球，許多從事幹細胞及再生醫學的實驗室加入製造誘導性多能幹細胞（induced pluripotent stem cell，英文縮寫為iPSC），的確可將皮膚的纖維原細胞或白血球用基因轉錄轉變為iPSC。

誘導性多功能幹細胞（簡稱為萬能幹細胞）是很好玩的。來自皮膚纖維原細胞的萬能幹細胞可分化為內皮細胞或平滑肌細胞，真像變魔術，但是真實的，而且已經應用來製造人工血管。醫學工程專家已結合器用材料，以萬能幹細胞分化出來的內皮細胞及平滑肌細胞製造出具彈性並可抵擋血壓的血管！

人造血管必要的是一個堅韌的骨架，內含一層內皮細胞可以保護血管及多層平滑肌細胞做適當的收縮及鬆弛。堅硬的骨架靠著兩種結締組織：膠原蛋白及彈性蛋白。膠原蛋白及彈性蛋白是血管最外層的纖維原細胞製造的，因此化學材料無法滿足這些條件。最理想的是製造一種與人體內完全相同的血管，但由於血管內三種細胞源頭不同，因此在試管製造起來相當困難，目前還做不到。但是生醫工程專家使用分段的方式，已經製造出和自然血管很接近的人造血管。

接近自然血管的人工血管

生醫工程專家先以具有彈性且堅韌的醫用材料製造出類似動脈的管子，然後把由萬能幹細胞分化出的內皮細胞及平滑肌細胞種植到管壁上，形成像動脈管壁上的內皮及平滑肌細胞層。這種人工血管的確具有保護作用，有彈性可適當地控制血的壓力。

由萬能幹細胞結合生醫材料製造出來的人工血管，已可應用於慢性腎病患者的洗腎上。人工洗腎需要有好的血管，可以放置洗腎導管。因為一個星期要洗腎三次，每次都需注射大量液體，人體血管容易堵塞，使得洗腎無法進行。這是經常遇到的困難，人工血管可以解決這個難題。

人工血管的應用不限於洗腎，也可以用來修補主動脈、冠狀動脈、內頸動脈及下肢等等動脈。

由萬能幹細胞製造出來的人工血管，有一個很大的好處是：萬能幹細胞來自於病人，分化後應用於同一病人，沒有免疫反應的複雜問題。

目前人工血管遇到的瓶頸則是製造人工血管所需的時間，需耗時一年才能製造出一條血管，因此在醫療應用上頗受限制。

人工血管的應用不限於修補主動脈剝離及主動脈瘤，還有益於中小動脈的堵塞。生醫工程已經有成熟的技術可製造大小不同的血管，仍然還在研發的是製造有生命的人工血管可融入人體的自然環境內。此外，中小動脈有其特殊的生理需求，因此製造起來要考慮的條件比製造有生命的主動脈人工血管更加複雜。

這些問題還需要一步一步解決。預期將來會有更適合人體的各種人工血管，可用以修護各種各類的血管疾病。

第5課

高血糖傷害小血管

高血糖的傷害力

救活糖尿病兒童的奇蹟藥

小血管的勁敵：高血糖及新型冠狀病毒

吃了糖分高的食物後，血中葡萄糖（血糖）增高。在正常狀況下，血糖會很快下降，因為胰島素（Insulin）作用迅速，會將葡萄糖推進細胞內。

葡萄糖是能源的燃料，胰島素產量不足或作用不佳時，葡萄糖進不到細胞內，就在血中循環，產生高血糖。高血糖會傷害細胞，尤其是小型動脈的內皮細胞。它一方面刺激小血管增生，另一方面促使小血管細胞老化，增高內部發炎。腎臟內腎球小血管及眼睛內小血管若受到高血糖的損傷，功能會逐漸減弱，甚至引起嚴重眼睛失明及腎衰竭。

小血管疾病的病因不限於糖尿病，免疫失調、病毒入侵或重金屬中毒也會影響小血管健康。

胰島素藥物開發成功後，糖尿病患得救了。之後又開發出多種口服藥，對高血糖的控制更加有效。

甜食往往會誘惑人的食慾，現代人的甜食量與日俱增，產生肥胖、代謝症候群及糖尿病等問題。節制甜食、控制體重就是防止高血糖最重要的策略，遠勝於使用降糖藥物。

第19章

高血糖的傷害力

大部分的高血糖來自於糖尿病。糖尿病是人類古老的病症，幾千年前印度醫書就有記載，並且發明了診斷糖尿病的方法：把一群螞蟻放在尿旁邊，螞蟻爭先恐後往尿裡走，就代表有糖尿病；螞蟻轉頭不理尿時，便表示沒有糖尿。或許是擔心寵壞螞蟻，造成螞蟻災害，所以這個方法流傳一小段時間就消失了。

自古以來即存在的糖尿病

中國幾千年前的古書也記載了糖尿病，並將糖尿病的症狀描述得淋漓透徹。《黃帝內經》中有提到一種「消渴」症，其症狀是多尿、多食及多喝（三多）及消瘦（一少），這些都是糖尿病的主要症狀。不過當時的中國古書並沒注重到尿糖這症狀。

古希臘對糖尿病也有描述，主要是針對多尿。患糖尿病的人會多喝水及多排尿。對希臘醫學專家而言，那就像管子排水，水從源頭來，經由管子排掉，因此糖尿病在西方醫學界稱「Diabetes mellitus」，指的就是管子排水的意思。希臘醫書中也沒有太重視尿中甜味的問題。

十一世紀時，阿拉伯的醫書則注意到尿中的甜味，但並不知道甜味從何而來。七百年後，德國化學家做了尿的化學成分分析，發現尿中含的是葡萄糖。當代仍把這個病當做是尿中多糖（葡萄糖）的病，中文的病名便反映了這個病的歷史演變。

後來醫學專家才發現，糖尿病患者的血液中葡萄糖量也超高，也才知道尿中的葡萄糖含量之所以高，是因為血中的葡萄糖量太高，葡萄糖會經由腎臟排出尿中。因此大家終於認知到血糖高才是糖尿病的主兇。

葡萄糖是人體最重要的營養素之一，大部分的葡萄糖來自於食物。肝臟也可以製造葡萄糖以備急需。葡萄糖進入細胞內，會經由一系列新陳代謝的化學反應，轉換成能源，讓肌肉可以走路、工作，讓腦可以思考，心臟可以抽送血液，而腸胃可以消化吸收食物。

既然葡萄糖對人體是如此重要，血糖應該愈多愈好，為何血糖高時反而會引起身體許多的毛病呢？

這個問題要等到二十世紀才有一些答案。

發現胰島的功能

解開這問題的，是加拿大多倫多大學的一位外科醫生——弗雷德里克・班廷（Frederick Banting）。班廷和一位博士生查爾斯・貝斯特（Charles Best）從狗的實驗中，確定血糖量是受胰臟內的胰島控制。胰臟（Pancreas）深居於腹部，外文名源自希臘文，為「全肉」的意思。的確，胰臟都是肉，而且連著一個小島似的結構，稱為「胰島」。當時已知胰臟的功能是分泌酶到小腸內，幫助小腸把消化食物。

胰島的功能本來不清楚，所以班廷及貝斯特的發現相當創新，而且重要。班廷及貝斯特的下一步研究工作是以化學萃取方法由胰島分離出控制血糖的物質。他們努力了一段時間，沒有太大收穫。後來他們請教在同校生化系的詹姆斯・科利普教授（James Collip）。科利普對此興趣濃厚，參與分離純化的工作，終於純化出一種小分子量蛋白質。這個蛋白質果然可以控制血液中的葡萄糖量，他們將其命名為「胰島素」。這是個劃世紀的研究成果，是醫學的里程碑，對於生醫科學及醫療都有深遠的影響及鉅大的貢獻。

通常吃了含葡萄糖的食物後，血中的葡萄糖漸增，但兩小時後，血糖會恢復到飯前的量。這種有規律的血糖調整，生理學家已經想到可能是受到荷爾蒙調控，只是找不到有這種荷爾蒙存在的證據。胰島素的發現正好補足這個空缺，解開了血糖調控的機制。

胰島素的確是荷爾蒙。沒進食時，胰島分泌少量胰島素隨血液循環；用餐後，胰島素得到了高血糖的信息，分泌大量胰島素。胰島素進入血液循環，將葡萄糖推入肌肉細胞、肝細胞及脂肪細胞，頓時血中葡萄糖降低，胰島則減慢胰島素的生產，血中胰島素也跟著減低。胰島素的製造及分泌很精密地配合血中葡萄糖量，真是配合得天衣無縫！一旦胰島素的製造及協調出了問題，便無法精細調控血糖，導致血糖升高。而血糖過高時，便會傷害到不少器官，引發各種疾病。

兒童糖尿病與成人糖尿病

有研究結果發現，兒童時期就罹患糖尿病，是由於胰島受到重傷讓胰島素產量大減。在血液中循環的葡萄糖量增高，會傷害血管壁的內皮細胞，引起中型血管（冠狀動脈）及微小血管的病變，影響腎臟、腦、眼睛及心臟的功能。

當肌肉細胞得不到足夠葡萄糖，便無法產生所需的熱能，因此要開啟緊急備用熱能來源，即脂肪酸及胺基酸。身體利用它們製造能源的代價是會產生許多酮體，而酮體化學物是酸性的，會讓血液酸化。血液維持中性酸度，對生命極其重要，一旦血液變酸，生命會受到威脅，甚至終結。

兒童得到這種糖尿病極為可憐，令人痛心。他們的生命相當脆弱，在未成年便會因糖尿病而死亡。兒童糖尿病患者的心血管也受到傷害，會產生冠心病、腎臟及眼睛的疾病。直到胰島素被發現後，才改變了糖尿病兒童的命運，下一章將詳細描述。

至於成人的糖尿病，和兒童糖尿病有很大的差別，顯然是不同類型。於是醫學界將「兒童糖尿病」改名為「第一類型糖尿病」，而「成人糖尿病」稱為「第二類型糖尿病」。改名的動機是有的兒童得到的糖尿病比較像是成人糖尿病，後來也證實兒童的確會得第二類型糖尿病。

第二類型糖尿病已成為很普遍的慢性病，它是逐漸產生的，早期可以說是無聲的（沒症狀），到驗了血糖才會發現。如果沒有治療，它會進展得很快，除了高血糖及尿糖引起的症狀（多喝、多尿、多吃及體弱）外，還會引發多種器官的功能失調，最後導致腎臟衰竭、眼睛失明、心臟衰竭、神經失調及皮膚潰瘍等問題。

第二類型糖尿病與第一類型糖尿病的根本差異是，第二類型糖尿病患者的胰島好好的，沒有受傷害的痕跡，而且胰島素的生產沒有故障。它的問題發生在肌肉、肝及脂肪這三種細胞，是這些細胞對胰島素反應變得遲鈍了。換句話說，這三類細胞已經不歡迎胰島素來推銷葡萄糖，對胰島素產生反抗。胰島為了救援細胞，生產更多胰島素，勉強把小量葡萄糖送入細胞做為能源。但是胰島使力過分時，傷到了自體，胰島素的生產量便不如以前，逐漸減少。這時，血中胰島素減少，肌肉、肝及其他器官得不到足夠的葡萄糖製造能源，因此衰弱無力。

現代高糖及高油脂的食物特別吸引人，不論成人或孩童都縱容於無營養的食物及飲料，也就是所謂的「垃圾食物」。人的體重日增，肥胖的人愈來愈多。肥胖時，肌肉及肝細胞對胰島素產生抵抗。血中的葡萄糖進不了這些細胞，便累積在血液中，導致血糖超過正常範圍。肥胖還會帶來高血脂、高血壓，當這些症狀都存在時，就稱為「代謝症候群」。

高血糖若沒有及時治療，會惡化成為前期糖尿病，最後形成糖尿病。缺乏活動、沒有運動時，身體會加強胰島素抵抗，加速高血糖的形成。長期高血糖除了增加得到糖尿病的機率之外，也會增高冠心病的風險。

高血糖會傷害血小管的內皮細胞

對胰島素產生抵抗時，不是所有細胞都不歡迎葡萄糖。很矛盾的是需要葡萄糖的如肌肉細胞、肝細胞及脂肪細胞，反而拒絕葡萄糖進入，而只需要少量葡萄糖的，如血管的內皮細胞，卻不抵抗，讓大量葡萄糖進入細胞。當細胞內葡萄糖量過高，會弄亂整個細胞的新陳代謝系統，並且產生一些代謝物會傷害內皮細胞。

內皮細胞本來是具保護功能的，細胞內的高糖將內皮細胞改變成為促進發炎的細胞，並且會傷害小血管的管壁，造成小血管疾病。

腎臟腎小球內有一種叫做「系膜細胞」（mesangial cell）對葡萄糖也不拒絕，讓血中葡萄糖趁機而入。細胞內葡萄糖過高時，也產生一些會傷害細胞的代謝物。系膜細胞受傷害時，影響腎小球的功能，造成腎臟功能失調，最後的結局是腎臟功能衰竭，必須依靠洗腎或腎臟移植。

為何體內有一些細胞會對胰島素產生抗力，而一些細胞反而增加細胞內葡萄糖量，目前並不清楚，仍有待研究的突破。

血糖高時，對小動脈傷害力最大，造成一些器官小血管的疾病。這些小血管疾病在眼睛視網膜、腎臟腎小球及手腳神經最常發生，會導致眼睛失明、腎衰竭及手腳失去感覺。

高血糖對中型動脈的血管硬化也有很大的風險，但是相對之下，對於小動脈的傷害機率小。

高血糖對血液中的血球也會傷害，引起功能失調。對血小板而言，是刺激血小板增加其凝聚力，增高動脈血栓（如冠心病）的風險。高血糖也會讓血中顆粒白血球功能減低。有人將在高糖環境下的顆粒狀白血球稱為「懶惰白血球」，一旦細菌入侵，它們動作慢，抵擋細菌感染的能力降低，因此較容易造成嚴重感染。

控制血糖的要訣

血糖值比正常時高，但是還不到糖尿病的血糖值時，可以稱之為「糖尿病前期」（Prediabetes），這時期對胰島素已產生抵抗，但還沒有糖尿病的多喝、多尿、多食及消瘦的症狀。也因糖尿病前期沒有症狀，很容易被忽略。事實上，若在這時期把血糖扳回正常值，就能預防糖尿病和心血管疾病。

降血糖除了減肥及運動之外，還要每天規律的食用少糖、低熱能的食物。根據多年來累積的數據與經驗，已經有一些專門為糖尿病設置的飲食重點，其原則是低熱量、低糖（碳水化合物）、低油脂，就跟保護心血管的飲食法相似，只是要特別注意熱量及糖分。

幾乎所有的食物都含醣。人使用後會增高血中葡萄糖值，但是不同食物及蔬果增高血糖的差異很大。為了給糖尿病人適當的食物選擇，一九八〇年代研發出估計食物進入人體增高血糖的指數，這個指數稱為「升糖指數」（縮寫為GI），廣受糖尿病病患歡迎，後來也被非糖尿病人採用。

升糖指數高的食物，表示含高量醣，食用後會快速增高血糖量。升糖指數在七十以上是高的，而五十五以下是低的。這兩個數字中間算是中等。

升糖指數用來做食物選擇有其方便處。升糖指數低的食物涵蓋全穀類食物、堅果、花生及蔬菜。有些水果的升糖指數偏低，如：葡萄柚、櫻桃、梨、李子及蘋果。但有一些水果的升糖指數相當高，如：西瓜、鳳梨、木瓜、芒果、香蕉及奇異果。日常吃的白飯及白吐司的升糖指數也相當高。而青少年特別喜歡的可樂、薯條及薯片都有超高的升糖指數。

適量而且平衡的食用高指數水果、白米飯及白吐司，搭配低指數的蔬菜、堅果及水果，對血糖是無礙的。至於營養成分低而升糖指數高的食物及飲料，建議少吃，最好可以完全避開。

糖尿病前期可以使用藥物降血糖，最常用的藥是二甲雙胍（Metformin）類，如：庫魯化（Glucophage）及泌樂寬（Glibudon）。這類藥也用於治療糖尿病。如果血糖仍繼續上升，除了使用糖尿病飲食配方及二甲雙胍藥物之外，還需要他種口服藥物治療。真控制不住時，便要使用胰島素注射。

血糖的監測

控制好血糖的一個基本要件是要經常量測血糖，根據血糖值的高低調整藥物劑量。早期血糖測量都要抽血，然後在醫院或診所檢驗室測血中的葡萄糖量。糖尿病病人要經常做血液檢驗，有時一天量好幾次，的確非常不方便。

一九六〇年代便有一種思維發展——居家測量血糖的儀器。藥廠及儀器公司投入人才及資源朝這個方向研發。一九八一年，第一部家用量血糖的儀器終於誕生。之後繼續改良，儀器變小，可握在手心，並且可將結果馬上傳給醫生或護士，可以迅速進行藥物調整。目前已經有多種家用血糖測量儀器供選擇。這類家用儀器唯一一個讓人覺得不舒服的地方是，每次測量都要扎指頭取一滴血置入儀器上。

二十一世紀開發出一種持續葡萄糖監測系統（Continuous glucose monitoring system）。這類儀器含有微小針管置入皮膚內，可持續不斷地量測葡萄糖量。因為針管是插入細胞的間隙空間量取細胞間隙液體的葡萄糖量，與血糖相似但不盡相同。這種葡萄糖測量儀器不必經常扎指頭，因此對第一型糖尿病的青少年來說用起來舒服多了。這類的儀器還在繼續改良中，將來可能可以適用於第二類型糖尿病人。

家用血糖儀及持續葡萄監測儀對於治療糖尿病有實際的用途，增加治療的效果。

為何要測A1C?

要確定飲食、運動及藥物已經穩定控制好血糖，需不定期量測血中的A1C。

A1C指的是黏附著葡萄糖的血紅素。紅血球內含有大量的血紅素蛋白，是屬於A型，英文縮寫為HbA（Hemoglobin A）。血中葡萄糖會黏附於HbA上，改變其物理性質，在電泳上與ＨｂＡ分開，因此叫做ＨｂＡ１Ｃ（其他還有ＨｂＡ１Ａ及Ａ１Ｂ與葡萄糖無關）。Ａ１Ｃ就是ＨｂＡ１Ｃ的簡稱。Ａ１Ｃ的量和血中葡萄糖量成正比。正常人是四至六％，超過六％便有高糖的可能性。

既然葡萄糖測量愈來愈簡便，為何還需要量Ａ１Ｃ？主要原因是血中葡萄糖量受食物影響大，因此變化大，但Ａ１Ｃ受食物影響小，其質比較穩定，因此量Ａ１Ｃ較可確定血糖是否已經控制了。一般而言，Ａ１Ｃ在六・五％以下，便可以說血糖是穩定地控制住了。

治療糖尿病的目標是使用飲食、口服藥以及胰島素將Ａ１Ｃ長期繼續在六・五％以下，而血糖在一百毫克以下。將Ａ１Ｃ及血糖控制好，心血管疾病問題大減，而小血管疾病的狀態減少會更可觀！

第20章

救活糖尿病兒童的奇蹟藥

一九二〇年代，得第一類型糖尿病的兒童及青少年人數不少。這個病當時沒藥醫，嚴重時，經常會因酮體血液變酸而失去意識。加拿大多倫多大學的兒童醫院設了特別的病房照顧這些兒童及青少年。醫生及家長都希望班廷醫生的研究會帶來奇蹟。

當班廷發表已有胰島萃取物時，大家都很興奮地等待。但令人失望的是，這個萃取物並沒有效果。當時班廷在想，萃取物缺乏效果可能是不夠純。他沒有放棄，於是找生化專家合作把萃取物再度純化，純度增加很多。這個消息又一度令家長及主治醫生振奮！

造福兒童患者的胰島素萃取物

在兒童醫院糖尿病病房內躺著十四歲的湯姆生，他的糖尿病已經進入末期，在生死邊緣掙扎。很幸運的，他被選為第一位接受胰島萃取物治療的病人。打了一針後，他的血糖在二十四小時內降到正常，症狀也減輕很多。十四歲的湯姆生活過來了！這個消息很快傳遍加拿大及美國。糖尿病的專科醫生紛紛向多倫多大學索取胰島萃取物。萃取物數量有限，只有少數醫生取得並很快施用於糖尿病病人，效果都良好。打了萃取物後，病患的血糖迅速下降，症狀減輕。

多倫多大學發明的胰島萃取物供不應求。為了大量生產，他們把技術轉給美國的禮來藥廠（Eli Lilly），此後產量大增，胰島萃取物便普遍使用。第一類型糖尿病本來是一種無藥可醫的絕症，有了胰島素治療後，第一類型糖尿病患者有了生機，得病的兒童及青少年已經可以過較正常的生活。

分子生物技術神速發展後，藥廠使用基因工程技術製造胰島素。這種胰島素很純，而且可更大量生產。此後，胰島素不只是用於治療第一類型糖尿病，也開始用於第二類型，並且使用愈來愈廣。

基因工程製造的胰島素是以體內天然胰島素為藍圖設計出來的，其藥物作用及藥理與天然胰島素很相似。這種胰島素注射入人體後，三十至六十分鐘開始起作用，四個小時作用便消失。這類天然胰島素目前仍在使用，藥品商標名為「優泌林」及「諾和靈」。不過糖尿病的病情因人而異，有的人需要馬上起作用的胰島素，有的則需要作用長久的胰島素。

事實上，胰島素使用時要相當小心，因為劑量太高會產生低血糖，引起昏迷；劑量不足時則控制不了高血糖。劑量的高低不只靠注射時的控制，和打針後的時間也有關。為了適應各種臨床情況的需要，藥廠用基因工程改造胰島素結構，研發出不同時間作用的胰島素；有的基因工程改造的胰島素作用迅速，注入人體僅五至十五分鐘便起作用。

不同類型的胰島素

目前有三種快速胰島素在臨床使用：門冬胰島素（Aspart，商標名「諾和瑞Novolog」）、賴脯胰島素（Lispro，商標名「優泌樂」Humalog）及賴谷胰島素（Glulisine，商標名「艾倍得」Apidra）。另一類基因工程改造出的胰島素作用長達二十四小時，這類持久胰島素也有三種：德谷胰島素（Insulin degludec，商標名「諾胰保」Tresiba）、地特胰島素（Insulin detemir，商標名「瑞和密爾」Levemir）及甘精胰島素（Insulin glargine，商標名「來得時」Lantus或「糖德仕」Toujeo）。另外，還有一類叫做「NPH胰島素」，其作用時間在這兩類胰島素中間。

第一類型糖尿病治療一定要使用胰島素。有了多種類基因工程產生的胰島素，可治療不同臨床情況，減少此類型糖尿病的心血管疾病及因小血管病變引起的腎臟及眼睛嚴重併發症，使第一類型糖尿病病人壽命延長，而且可以過正常的生活。

第二類型糖尿病嚴重時，也需要使用胰島素才能壓得住高糖，減低長期心血管疾病及小血管併發症。但也有許多第二類型糖尿病病人不必動用到胰島素。飲食調整、運動、生活習慣改進及遵醫囑口服藥物便可控制高血糖。

肥胖及代謝症候群並不需要使用胰島素。每天吃低熱量的營養食物及飲料，以及多運動，減低體重，並保護心血管，才是最重要的。若無法以食物及運動控制血糖，便需要口服藥幫忙。

口服胰島素與新降血糖藥

第一種口服藥在一九五〇年代開發出來，叫「磺醯基尿素」（Sulfonylurea）。這類藥隨時間改進，已經有六種第二代藥上市，其中以固利康（Glibenclamide，商標名「優降糖」Diabeta）及糖必滅（Glimepiride，商標名Amepiride）最常用。第二種口服藥是目前最常用的泌樂寬（Metformin）。這個藥是在一九四〇年代偶然發現的。在以動物實驗篩選抗生素藥物時，發現其中一個化學物會降血糖。

同時，法國化學家由紫丁香植物純化出一種會降血糖化學物。這種化學物跟泌樂寬結構相似，是屬於雙胍類（Biguanide）。法國醫師做了臨床試驗，證明雙胍類化學物對降血糖有效，經由法國藥物管理局通過後，一九五〇年上市成為普遍降血糖藥。其他歐洲國家也隨著使用，但是美國食品藥品管理局（FDA）到了九〇年代才通過使用。泌樂寬的藥理複雜。其降血糖的藥理還不是完全清楚，但確定其中一個是能減低肝細胞製造葡萄糖。泌樂寬和別的口服藥不同的它是不會引起肥胖。最近研究結果對減肥可能有效。

二十世紀末，新降血糖藥源源而來，這群新藥的開發都是以標靶的方式。由於基礎研究有了新發現，找到了新標靶，才以標靶篩選化學物，找到了有效的藥。

首先是以α-葡萄糖苷酶（α-glucosidase）為標靶找到了抑制劑。這是種腸內的酶，是將食物中的澱粉分解為葡萄糖，抑制劑減低分解，因而減低葡萄糖的產生，而降低血糖。這類抑制物的代表藥是醣祿（Acarbose，商標名Glucobay）。

一年後，另一類藥叫「胰島素增敏劑」上市了，代表藥是愛妥糖（Pioglitazone）及梵帝美（Rosiglitazone，商標名Avandia）。二十一世紀又以新標靶二肽基酶-4（簡稱DDP-4）製成新的口服藥。抑止DDP-4的口服藥已經上市的有：高糖優適（Glavus）及佳糖維（Januvia）。最新的糖尿病標靶藥是怡可安（Invokana）。這種新藥是作用於腎臟一種叫做第二型鈉—葡萄糖轉運蛋白質（簡稱SGLT2），使其不再吸收葡萄糖，因此減低血糖。這種藥還具有減壓及減重的作用，能減低動脈硬化及心血管疾病的風險。

治療第二類型糖尿病不能只靠單一種口服藥，通常是兩種藥合併使用。為了患者使用方便，也有兩種藥合在一起成單一錠藥片。有兩種二合一的降血糖藥。這兩種都含有泌樂寬，分別是：美爾胰錠（Metformin）加上格列美脲（磺醯基尿素類口服藥），以及捷糖穩錠（Metformin）加Sitagliptin（DDP-4抑制劑）。

各種口服降血糖藥都有其副作用，如何使用以及使用時須注意的副作用，都要依照醫師處方以藥方副作用標記。

控制血糖不是短暫就可以完全解決的，而是要長期，甚至是一生的事，很需要靠意志及努力來完成。要把血糖好好控制，一定要經常測血糖。幾十年前，這是相當麻煩不方便的，因為要經常去醫師診所或醫院抽血檢糖，最近一、二十年來，可靠的自動量血糖儀器已經可以讓患者在家自己測量。即使如此，還是要每天測，甚至一天要測好幾次，以確定血糖達到正常範圍。

這種努力是值得的，因為它會減輕糖尿病症狀，減低冠心病及中風的風險，減少腎臟及眼睛的併發症。

第21章

小血管的勁敵：高血糖及新型冠狀病毒

全身血管的結構及功能有許多相似之處，但從疾病的發生可以看出有不同的地方。高糖時，微小動脈是主要受害者，比中型動脈受害率高了好幾倍。高糖對大動脈（例如主動脈）並不產生病變。

二〇一九年流行於全球的新型冠狀病毒也特別會攻擊小血管，引起微小血管病變及栓塞症。為何選擇小血管為其攻擊對象？原因不是完全清楚，但可能與小血管內皮細胞有關。

全身的血管腔表面都鋪了一層內皮細胞。小血管的內皮細胞形狀與較大血管的已經不完全相同，而且呈現生化的差異。這些差異給高血糖及新型冠狀病毒帶來侵害的機會。但它們侵害內皮細胞的方法完全不一樣，下面分別敘說。

小血管表達新型冠狀病毒受體

肌肉細胞及肝細胞上表達受體對胰島素有親和力，胰島素黏上去後，傳遞一系列信息進入細胞內，讓細胞打開葡萄糖的管道，血液中的葡萄糖可以進入細胞。一旦胰島素量減低，管道封閉，只允許少量葡萄糖可進入。

小血管內皮細胞並不表達胰島素受體，因此不受胰島素調控。葡萄糖管道開著，因此血中葡萄糖過高時，便有大量葡萄糖進入細胞內，將正常的代謝作用搞亂，讓功能失調，受到傷害。而產生多種器官功能變壞，尤其是腎臟及眼睛。

二〇一九年十二月，在中國武漢發現一種嚴重的肺炎，具有很強的傳染力。後來傳播全球，成為百年來全球最大瘟疫。武漢的新型冠狀病毒（COVID-19）是由一種新型冠狀病毒引起，和二〇〇二年引起嚴重急性呼吸系統綜合症，簡稱「薩斯」（SARS）的冠狀病毒是近親。

本來以為二〇一九年新型冠狀病毒和引發薩斯的病毒一樣專攻肺部，幾個月後，發現新型冠狀病毒會引起全身小血管血栓。透過大體解剖分析，發現小血管內皮細胞遭受病毒破壞，並引起周邊發炎及血栓，而這種全身性小血管血栓的病例並不少。很奇特的是，小血管內皮細胞中居然已經有新型冠狀病毒入侵。更沒想到，小血管內皮細胞表面居然表達一種叫做「ACE-2」的受體，是新型冠狀病毒的受體。新冠病毒會黏上這種受體而進入細胞，藉細胞已經備有的酶進行繁殖，最後破壞內皮細胞。一旦內皮細胞被破壞，血小板便會凝聚在破壞處造成小血栓。

為何小血管表達這種受體？也許有人會問：這是為了新冠病毒預先準備的嗎？當然不是。ACE-2的存在應有其生理的功能，但目前研究未明。可以確定的是，新冠病毒足夠狡猾，在人體內找到可親和的受體就黏附上去。身體上有表達ACE-2受體的器官都會受它的攻擊，如腦、胃腸、鼻腔內的細胞都表達這種受體，因此會被病毒入侵，引起腦中風、下瀉症及失聞症。

小血管除了會被高血糖及新冠病毒傷害，還會被砷破壞。砷就曾經引起困擾臺灣南部的烏腳病。

砷中毒引起烏腳病

一九五〇年代末期，臺南的安定鄉出現一種「怪病」，許多鄉民的四肢，尤其是雙腿皮膚變色，壞疽最後呈現黑色角化，因此被稱是「烏腳病」。這種怪病散布到西南沿海嘉義及臺南的其他鄉鎮，以嘉義布袋、義竹及臺南學甲及北門最多。流行病學研究結果懷疑和飲水有關。

調查地方飲水的情況，發現當地居民的水來自於深水井。使用深地井的緣故是由於近海，挖淺井水含鹽分高，不好喝。

公共衛生團隊繼續深入研究發現，深地井中的水含有非常大量的砷以及其他化學物質。政府實施大幅飲水改善，改為飲用自來水後，烏腳病逐漸消失，成為臺灣醫界及公衛學界努力的重大成果。

砷中毒是引起烏腳病的主兇，但後來發現烏腳病不是臺灣特有的病，世界許多地區都有類似烏腳病的流行病。東南亞（菲律賓）、南亞（孟加拉）及墨西哥、蒙古、羅馬利亞及智利等國，都有類似烏腳病的報告。有一個共同點是，烏腳病流行地區的飲水含有超高量的砷，改用低砷的水後，烏腳病便消失。

烏腳病及類似的下肢缺血病是由於腳的動脈血流受阻，而動脈血流堵塞是由於動脈管壁變厚，管腔變狹窄，故形成血栓。

血栓形成引起血管堵塞的原因不是完全清楚，最近的研究報告指向砷對小動脈內皮細胞的傷害，阻礙內皮細胞製造一氧化氮。一氧化氮會保護內皮細胞，抑止平滑肌細胞過分收縮並減低血小板血栓的形成。烏腳病的動脈雖然有輕微發炎，但發炎並不扮演重要角色。粥狀動脈硬化也不是主要原因。

一旦得了烏腳病，藥物的醫治效果並不好。截肢手術是唯一能減少傷口細菌感染的方法。可幸的是，飲水情況改善，除去砷中毒時便驅除了這個怪病，也再一次印證預防勝於治療的名言。

巨細胞動脈炎

美國的梅奧診所（醫學中心）聞名全美，甚至全球，不愧被評為全球最佳的醫院。梅奧診所的醫生專家著名於精通各種罕見疾病。

一九三〇年代，霍爾頓（Bayard Horton）醫生看了一位六十多歲的病人，症狀是左邊頭痛，頭皮摸起來也會痛，可以摸到一條發紅的血管；左顎也疼痛，特別是吃東西的時候。不久以後，霍爾頓醫生又看了另外一位年長的男性，症狀很相似，但還有視線不明。他做了頭皮上動脈的組織活體檢查，動脈的中層組織呈現嚴重的發炎反應，他稱之為「顳動脈發炎症」。他將這兩位病人的臨床及病理投到梅奧醫學期刊。刊登後，開業醫生注意到這個病。有這種病症的白種人還不少。

在一九四〇年代，梅奧診所使用皮質素治關節炎及發炎症。霍爾頓醫生使用皮質素治療他剛發現的動脈發炎，果然有效。

顳動脈發炎症的動脈組織檢驗，最具有特徵的是動脈中層組織出現了巨細胞。巨細胞不只整個細胞巨大，細胞內還含有多個細胞核。這種動脈炎不侷限於顳動脈，因此捨顳動脈炎症之名而採用「巨細胞動脈炎症」（Giant cell arteritis）。

巨細胞動脈炎是高齡人的病，五十歲以後才會得。得這個動脈炎會發燒、疲倦、消瘦，但最具特徵的病症是左或右前額頭痛，頭皮摸起來很痛，以及同一邊的顎痛，尤其是吃東西時顎痛，有時會眼睛突然失明，頭皮上有明顯的顳動脈發炎。引起動脈發炎原因仍然不清楚，但與免疫反應有關。

巨細胞動脈炎喜歡攻擊北歐裔的白種人，華人較少見，在臺灣是屬於罕見病。女性得這種病的人數比男性多。大部分人得病時已經七十至八十歲。

診斷這個病的最正確方法是取顳動脈活體做病理切片檢驗。

治療的方式是要儘早使用皮質類固醇藥物，最常用的是潑尼松（Prednisone）。最近也有新的生物藥劑使用於巨細胞動脈炎的治療，安挺樂（Acetemra，商品名Tocilizumab）本來用於治療類風溼關節炎，對巨細胞動脈炎也有效。這個藥是以第六介白素（IL-6）為標靶的藥。第六介白素在發炎反應扮演極重要角色，與類風溼關節炎及巨細胞動脈炎的病因有密切關係。安挺樂是中和第六介白素的抗體。

雷諾症候群

手指及腳趾的小血管經常暴露於低溫的天氣，或碰到冰冷食物或物質。一般小血管反應是遇冷收縮，手指變白，但很快就恢復。但有少數人的手指（及腳趾）對冷天或冷藏物很敏感。摸到冷的東西，手指變得很蒼白，並且感覺劇痛。

醫學上首次發現這種現象的是雷諾（Maurice Raynaud）醫生。雷諾是巴黎大學醫學生，在醫院實習時，看了幾位病人在冷天時指頭變白，有的還有小潰瘍。他以這種病症做為博士論文的題材。在論文中，他提出的理論是遇冷時，手指小動脈痙攣，血流停止，手指頭因缺氧失去血色。他的想法是正確的。後人將這種病症稱為「雷諾病」。

雷諾病是原發性的，並沒有其他疾病，以年輕人及女性偏多。後來發現，有一些免疫疾病會引起與雷諾病相似的症狀：遇冷就指頭變白且疼痛。這些與雷諾病相似的病症就稱為「雷諾症候群」。

有的人經常彈鋼琴或打鼓，反覆的手指震動，也會引發雷諾症候群，所以雷諾症也不全是因為冷溫度的敏感。雷諾症是可以預防的。冷天戴手套保持指頭暖和，減低緊張，以及避免引起雷諾症的反覆指頭震動。

另外一種遇冷指頭變白或轉紫的是紅血球的抗體。這種抗體對低溫敏感，當手指溫度下降時，抗體會使紅血球凝聚，堵塞手指末端小動脈，引起缺血及缺氧的手指症狀，同時還會有貧血。這種在低溫度下引起紅血球凝聚的抗體被稱為「冷凝聚素」。可為何這類抗體對低溫度會那麼敏感，仍是一個謎，而且除去抗體的治療不很成功。可幸的是，這種貧血是冬天的病症，只要保護好手腳，不讓其暴露於寒冷中，就會大大減輕症狀。

第6課

保護心血管的生活藝術

食物是保護心血管的第一道防線

吃糖的藝術

茶、黑咖啡、黑巧克力、紅酒

舒壓及運動保護心血管健康

心血管的健康深受食物、生活習慣及活動的影響。西方國家的食物偏肉類、少蔬果，又多鹽、糖、脂肪，對血管傷害明顯。血管硬化發生率高，而且出現得早，有的青少年已經有血管硬化的問題了。相反地，地中海地區的飲食習慣喜愛蔬果、堅果、魚類，而節制食用肉、鹽、糖類，因此血管硬化機率低，人的壽命高。

食物已經被認為是保護血管的第一防線。現代人對健康食物的認知增加，也更為講究，不過有時會矯枉過正，捨本逐末。該如何選擇有營養又可以保護心血管的食物，是個重要的課題。

對許多人而言，飲食是一種生活藝術的代表，是精神生活重要的一部分，如果完全禁食某種食物，並不是理想的辦法。最好能找出一套精用節制的飲食習慣，一方面保護心血管，一方面能繼續愉快的生活。

現代人活動量少、工作緊張、睡眠不足，這些狀況都是心血管的敵人。維持經常性的運動，適度舒壓及足夠睡眠，是保護心血管很重要的武器。運動及舒壓的方法愈來愈進步，而且相當普及，但在執行上，大多數人需要的是決心及積極性。

第22章

食物是保護心血管的第一道防線

飲食習慣與心血管健康息息相關，甚至可以說是飲食習慣決定血管硬化。經常吃肉類、油炸食物、精緻化的食物，以及喝高糖飲料，會慢慢地傷害心血管，造成血管硬化及冠心病。多吃深海魚、蔬菜及水果則能減緩血管硬化，降低得冠心病的風險。然而飲食習慣受到家庭、社會及文化的影響，成年人都有一套自己喜愛的飲食方式，要改變談何容易。想想古代人就因為食物得來不易，沒有太多選擇，反而沒有所謂健康及不健康食物的區別，只要是能充飢的食物都是好的。到了歐洲各國受不同文化影響產生不同飲食習慣後，開始有人注意到健康食物的重要，但食物健康與否一般都是主觀的，並沒有實際的證據。

健康飲食的各國差異

十七世紀時有一個關於文化與食物的故事。一位義大利居民叫做賈科莫・卡斯泰爾韋特羅（Giacomo Castelvetro）移民去英格蘭。這位卡先生很注意食物與健康的關係，認為多吃蔬菜、水果是健康的（很顯然是受地中海食物的影響！）。到達英格蘭後，他發現英格蘭人很愛吃油脂高的肉類及油炸食物，少吃蔬菜水果。卡先生覺得他們吃得太不健康，就想教育他們，開始推行多吃蔬果和運動，並教當地人種植蔬果。他還寫了一本書叫做《義大利水果、蔬菜及草藥》（*The Fruit, Herbs and Vegetables of Italy*）。這本書寫得很好，很有應用價值，但英格蘭人並沒有因此多吃蔬果，還是照常吃喜愛的炸魚、炸薯條、牛肉、豬肉。

卡先生的努力不見成效，卻沒想到兩百年後，卡氏的書被美國人視為重要著作，成為推動地中海食物重要的工具。美國人的飲食習慣源於英、德，喜愛肉類、馬鈴薯及油炸食物，不常吃蔬菜或水果，連魚、蝦都少吃。高油、高鹽及高糖食物對心血管的確產生不良影響。一九四〇年代，食物對心血管疾病的影響彰顯了！冠心病增加得很快，成為美國的慢性流行病。

冠心病的流行讓流行病學及心臟科專家憂心，他們發動了一系列流行病學研究。首先是一個叫「七國研究」的計畫。七國指的是美國、芬蘭、南斯拉夫、英國、義大利、希臘及日本。

這七國的人飲食習慣有其差別。芬蘭、美國及英國的飲食重肉少蔬果，希臘及義大利重蔬菜，少吃牛或豬肉，多吃魚。日本人則吃魚多。這個研究的目的是要了解飲食對冠心病發生率及死亡率的影響。從研究對象分析顯示，吃肉多的國家冠心病得病率高；吃蔬菜及魚多的國家較低。不過七國研究的結果只能供參考，因為冠心病發生率及死亡率的因素多，食物的影響也可能與其他因素有關連。

緊接著的流行病學研究是「佛明罕心臟計畫」。這是個社區長期追蹤計畫，可以客觀地探索風險因子。追蹤結果顯示，不健康食物的確會增高冠心病的風險。西歐國家如英、德、北歐、荷蘭等國的飲食習慣和美國相似，也是多肉少蔬菜的型態，因此冠心病大增。這些國家也做了社區追蹤研究，結果確定食物是主要的風險因子。

地中海飲食最健康？

近年來有幾件研究計畫主題是比較西式食物與地中海式食物的風險差異。果然西式食物比地中海式食物的風險高。美歐社會開始推行採用地中海式食物，讓地中海式飲食法成為天之驕子。

地中海式食物源於希臘的克里特島（Crete）。克里特島有悠久的歷史，也產生傳統性的食物。他們的飲食習慣流傳到地中海沿岸的義大利。居民三餐吃全穀麵包、多種蔬菜、水果及堅果；多吃魚，少吃肉；喜歡橄欖及橄欖油。他們的食物多半就地取材，因地中海沿岸盛產橄欖、各種水果及蔬菜，而且這裡少牛少豬，但有不少的羊。他們也可採取多種樹上長的堅果。另外滿有趣的一點是，地中海周圍國家自古就出產紅酒（盛產葡萄），因此午餐及晚餐必備紅酒。

對我國人而言，地中海式食物並沒有什麼了不起，我們也常推廣多吃蔬果，少吃紅肉類食物，可多吃魚與海鮮。至於北歐國家的食物也是對心血管滿好的，他們常食用蔬果及深海魚。雖然不吃橄欖，也不用橄欖油烹飪，但用的是植物油。日本的食物對心血管而言也相當健康。地中海式食物雖然是對心血管健康有益，但不一定適合其他地方的口味，而西方人對地中海食物的風行是好奇，加上食物也合口味。

無論是地中海式食物、東方食物或北歐食物，基本原則是相似的：吃足夠量含營養素的食物。因為各類食物營養成分不同，因此要吃多種類食物才能攝取到每種養分，如：蛋白質、碳水化合物、脂肪、維生素、礦物質及纖維等等。多吃含有抗氧化及抗炎功效的蔬菜、水果及堅果，還有含不飽和脂肪酸的魚。避開油炸食物與經含化學添加物的食物，少吃紅色肉，多吃深海魚。每天攝取適量，避免過重及肥胖。

在這裡要強調的是，飲食是種藝術，人還是要吃自認為好吃、美的食物，才會喜樂及有滿足感，如果只為了專注心血管健康而整天悶悶不樂，是不好的。

有益於心血管健康的食物

有益心血管的食物很多，無法全部描述。下面介紹一些較普遍一般性的食物。

蔬菜

蔬菜的種類很多，不同種蔬菜營養價值不同。人類的祖先已流傳下一個好習慣：蔬菜不能只吃一種，而是要吃各種不同蔬菜。

蔬菜的共同點是熱量少、纖維高，並含有特殊的維生素、礦物質及植物化學物（phytochemicals）。植物化學物不是傳統的營養成分，但具有抗氧化基、抗炎等作用，算是保護健康的補品。

營養學家把日用蔬菜分為五大類，目的是讓我們比較容易了解如何食用不同種類的蔬菜。這五大類蔬菜中所含的營養成分及其特殊之處，簡介如下：

- 綠葉類：如菠菜、生菜、羽衣甘藍（Kale）等。所有綠葉類蔬菜含多種維生素，其中以A、E、K及B維生素中的葉酸（B_9），B_1、B_2及B_6較多。綠葉中也含大量鐵、鉀、鈣、磷、錳及鋅，並且含槲皮素（Quercetin）及類胡蘿蔔素（Carotenoids）等抗氧化劑以及鬆弛血管的硝酸化合物。這類蔬菜營養價值高，值得多食用。
- 十字花科類：如白花菜、青花菜、抱子甘藍（Brussel Sprouts）、白菜、高麗菜等。顏色雖然差異大，但營養成分相似，含大量維生素C、K及B群中的葉酸及B_6；礦物質中鉀及鎂較高。另外，還含異硫氰酸酯（Isothiocyanate）、葉黃素（Lutein）、槲皮素、山柰酚（Kaempferol）等抗氧化及抗炎植物化學。

・蔥類：如蔥、蒜、韭蔥（Leek）、洋蔥、韭菜（Chives）等。維生素中以C、B_1、B_6及葉酸較高。礦物質則以鉀及錳較高。並且含有豐富的有機硫化學物（Organosulfur）及黃酮類化學物（Flavonoids）。

・豆類：如四季豆（青豆）、黃豆（毛豆）、腎豆（腰豆）、豌豆、鷹嘴豆（Chickpea）、扁豆（Lentil）等，含有較多的蛋白質以及鐵、鈣、鎂、硫等等礦物質。維生素中以葉酸、B_6及E的含量較高。並且含類黃酮化學物。由於蛋白質較高，能量也高。在經濟較不發達的地區，豆類常常用來取代肉類。

・黃橘紅菜類：如番茄、胡蘿蔔、青椒、紅椒等。其實指的是把不同顏色的蔬菜放在一起，每一種都有其特有的養分。在此特別介紹番茄、胡蘿蔔及青椒。

番茄是原產於美洲，十六世紀西班牙人占領美洲時才將其介紹給歐洲人。義大利人將它當作食物，但北方的歐洲人如英格蘭人把它當作是有毒的裝飾品。據說當時較富有的人使用錫鑞盤子用餐，錫鑞盤子含鉛，使用這種盤子吃番茄時，因為番茄會吸收鉛，經常吃番茄便會鉛中毒，因此一般人認為番茄是有毒的。不過貧窮人都是用木製食具，吃起番茄覺得味道好，而且無毒。義大利南部較貧困，因此把番茄當作喜愛的食物，後來還以番茄汁作為披薩主要成分。十八世紀末，大批義大利人移民美國，把番茄和披薩帶入美國。於是番茄成為美國人最喜愛的蔬果。

番茄是蔬菜還是水果呢？當時的美國對蔬菜扣稅，而水果免稅，蔬果商人將番茄當作水果便可逃稅。不過後來被投訴到法院，法官將番茄判為蔬菜，讓稅關單位可加得稅收。今日已沒有稅的問題，因此有人把番茄當做蔬菜，也有人當它是水果。叫它蔬果最適當了。

番茄含有維生素C、K及B，特別是葉酸，並含有較高量的鉀。番茄中有一種特有的化學物叫做番茄紅素（Lycopene），而且還含葉黃素（Lutein）。這些化學物具有保護心血管健康的功能。

胡蘿蔔是原生於中亞的波斯（今日伊朗及阿富汗）地區。原產的胡蘿蔔呈黃色或紫色，因其苦味，不適合食用。後來經品種改良，去除苦味，而且顏色轉變為橘色。中國自十四世紀開始種植，因其形狀如蘿蔔，稱之為「胡蘿蔔」。

多吃胡蘿蔔會增加視力，在黑暗中視力變好。這是因為胡蘿蔔含有不少維生素A。胡蘿蔔也含大量的鉀，對血壓有好處。胡蘿蔔的纖維質高，可減低壞膽固醇。除此之外，還含有維生素C及K，並含特殊的化學物「胡蘿蔔素」（Carotene）。胡蘿蔔素是相當有活力的抗氧化劑，因此可抑止氧化基引起的血管傷害及動脈硬化。

青椒也叫做燈籠椒（bell pepper）。燈籠椒與紅辣椒來自同宗，但燈籠椒不辣，有的燈籠椒還有甜味。燈籠椒的本色是綠色，因此也叫做青椒，但經過多代種植改良，現代所看到的燈籠椒顏色變異多，除青椒外，還有紅色椒、橙色椒、黃色椒等等，它們的營養成分相似，都含有較大量的維生素A、C及多種B；鉀、錳及銅的含量也高。其中還含高量的槲皮素、葉黃素，頗具抗氧化作用。有些人也將燈籠椒認為是水果，因為它可以生吃。

蔥是人類最古老的食物之一，生於中亞。蔥含有高量維生素C及鉀，並含大量有機硫、黃酮素（槲皮質），因此抗氧化力高。

這五大類蔬菜所含的營養成分及植物化學物各有千秋，每種都吃才能達到最好的營養效果。譬如說每週餐點中都含菠菜、白菜花、白菜、高麗菜、番茄、胡蘿蔔、燈籠椒、蔥、四季豆及黃豆製品，就可以攝取到不同維生素、礦物質、抗氧基及抗炎的植物化學物。當然，每個人喜好不同，可以有所選擇，重要的是每種都要食用。

有一些不在這五類蔬菜中，如瓜類（絲瓜、冬瓜、南瓜、苦瓜）、蘆筍、竹筍、芥藍、芥菜、空心菜等等，也都具有營養價值，可以與上述五類混搭食用。

水果

幾乎所有水果都是有益於身體健康，滋潤生命，也不傷害心血管。每一個國家都有其喜愛的水果。臺灣有些水果如西瓜、鳳梨、木瓜、芒果及芭樂都廣受大家喜愛，其他像是蘋果、草莓、藍莓、奇異果、葡萄、櫻桃等也常常食用。

曾有健康類雜誌做過水果的選擇專題，它們選出對心血管最佳的十種水果，列在下面做參考：

- 蘋果：常常被稱為水果之王，其營養成分高，可減低膽固醇，減少血小板活性及維持平滑肌細胞鬆弛。
- 杏（Apricot）：富有維生素A、C、E及K，還有高量纖維及類胡蘿蔔素。
- 香蕉：含高量鉀，可降低血壓，並含維生素C、K及B_6，也含不少纖維。
- 莓果（草莓、藍莓、黑莓等）：含維生素C、葉酸、纖維等營養物。
- 甜瓜（Cantaloupe，也叫哈密瓜或羅馬甜瓜）：含有維生素A、C、B_6及葉酸，也含鉀及纖維。
- 葡萄柚（Grapefruit）：含有維生素C、鉀及鈣，並有類黃酮素。
- 奇異果（Kiwi）：含高量鉀可降血壓，並含大量纖維、維生素C及E。
- 柑橘：含高量維生素C，並含維生素A、B_6、葉酸，纖維量高。
- 桃：富於維生素C及A，還有高量纖維和鉀。
- 木瓜：含高量維生素C、葉酸、鈣、鎂及鉀，並且富纖維質，含有抗氧化劑及消化酶。

多吃自己喜歡的水果很不錯，但能吃不同種類的水果更有好處。

堅果

地中海式食物中，堅果是重要的部分。堅果的營養價值受全球注目，已成為常用的食物。

堅果指的是樹上長有堅硬果殼的果實（Tree nuts），種類很多，我們食用的多半是種子中的果仁，像是杏仁、核桃、腰果、榛果（Hazelnut）、山核桃（Pecan）、巴西堅果（Brazil nut）、澳洲堅果（也叫夏威夷豆）及開心果（Pistachio）。

堅果與水果不同之處在於堅果含有蛋白質、脂肪及醣，因此熱量高，不宜食用過量。堅果中也含有多種維生素、礦物質及纖維質。各種堅果雖成分相似，但比例有差異例如杏仁含有高量的維生素B、E及鈣。而榛果含大量葉酸及類胡蘿蔔素的抗氧化劑。澳洲堅果脂肪含量高，因此熱能也高。

很多人以為澳洲堅果原產於夏威夷。事實上，它原產於澳洲，但當地人不知如何食用，後來傳到歐美，在夏威夷種植並大量推廣，成為夏威夷暢銷產物。

山核桃和核桃形狀相似，但不成腦狀。美國德州人喜歡以山核桃做成山核桃餡餅，深得喜愛，但當你查看熱量時，會嚇一跳。因為這道點心放太多糖了！吃這種餡餅雖然有山核桃的營養，卻被高糖弄糟了！

花生不屬於地中海食物中的堅果類。它與堅果不同之處在它並非長於樹上，而是土裡，其營養價值也與堅果稍有不同。花生含蛋白質並具有不飽和脂肪酸；其熱量高，多吃是會增加體重的。美國人喜歡吃花生醬，不過最近有研究指出，適量花生醬對保護心血管健康有益。

堅果及花生雖然都很營養，但不同於蔬菜及水果，食用上還是要限量。

全穀類食物

穀物是食物中最基本的主食之一。它供給碳水化合物（醣）做為熱量來源。人類幾千年來已開發出多種穀物，根據氣候、水源等種植了各地特有的穀類。我國是以稻米為主，而歐美以小麥為主。其他穀物包含大麥、燕麥、蕎麥、黑麥、玉米、高粱、薏米及小米等等。

稻米初步會處理成糙米。糙米還保留米糠、胚乳、胚芽內胚層及麩皮。糙米口感粗糙，如果把米糠和胚芽也取掉，就是大家慣常食用的白米。臺灣以白米為主食多年，但最近營養學研究顯示白米營養成分低，而全穀的糙米較有營養，因此鼓吹大家吃全穀米，英文又稱棕色米，已成為美國最普遍食用的米。把米糠去除只保存內殼的胚乳及胚芽的米叫胚芽米。

麵包及饅頭也是如此，本來大家比較習慣吃白麵包及白饅頭，都是已經過處理後的麵粉製作，但最近許多人也因健康考量趨向食用全穀麥粉做成的麵包及饅頭。

橄欖

橄欖是人類最古老的植物，也是地中海食物的核心之一。橄欖樹長於地中海沿岸，橄欖樹壽命長，可活上千年。橄欖是橄欖樹結的果實，橄欖中榨取的橄欖油用於烹飪及做沙拉醬。橄欖含高量的不飽和脂肪酸及多種維生素，不飽和脂肪酸對心血管有益，因此食用橄欖及橄欖油被認為是地中海式食物健康的來源。

酪梨

酪梨原產於墨西哥，當地居民食用酪梨已有很長的歷史，每戶人家都有酪梨醬（guacamole）。酪梨籽可壓榨成油，酪梨油已成為很普遍的烹飪油。酪梨含有大量不飽和脂肪酸（其中大部分是ω-3脂肪酸，同時有多種維生素以及礦物質如鉀及鎂，也含抗氧化劑如葉黃素及胡蘿蔔素。

烹飪用植物油

現代的料理無論中西式都會使用植物油。植物油的種類愈來愈多，也隨著時間有不同流行。早期多半使用蔬菜油，後來轉向加拿大油、橄欖油及酪梨油。植物油的共同營養價值是含有不飽和脂肪酸，有利於降低壞膽固醇。

關於加拿大油有段傳奇故事。它是起源於芥花，但從這種芥菜籽提煉出的菜籽油

（rapeseed oil）並不能食用，因為含有有毒的芥酸。菜籽油多半用來當做機器的潤滑劑。一九七〇年代，加拿大農業專家用植物交配方法改良芥花品種，將有毒的芥酸除去。改良後的芥花籽做成的油味道不錯，而且已無毒性，就被命名為「加拿大油」或直譯為「坎羅拉油」（Canola oil）。加拿大油很快進入美國市場，成為大眾化用油，後來經過改良的芥花品種銷到歐洲，加拿大油也暢銷於歐洲，成為加拿大的國寶。加拿大油富含不飽和脂肪酸及維生素E、K。

各種植物油其實有著共同的營養成分，但也有其獨特的味道及個性，就依各人喜好使用即可。

肉類食物

牛肉、豬肉及羊肉的營養成分很相似，具大量的飽和脂肪酸、膽固醇、蛋白質及其他營養成分。多吃肉類會增加壞膽固醇及其他脂肪，讓體重增加，因此不可多吃。

雞肉、鴨肉、火雞肉的飽和脂肪酸含量較少，可做為主要肉類。食用雞肉應該去皮，因為皮下含有脂肪。不過即使是雞肉也不應該食用過量。

魚及海鮮

住在距離北極較近的愛斯基摩人極少有血管硬化及冠心病的問題，因為他們的主食是深海魚。在日本沿岸的冠心病發生率較低，也是因為吃深海魚。後來的研究顯示深海魚中含大量的ω-3脂肪酸，有助於心血管健康。深海魚較受人喜歡的是鮭魚、鮪魚、鯖魚、鱈魚。北歐人較常吃的還有沙丁魚及鯡魚（Herring），都是含高量ω-3的深海魚。在低溫急流生活的虹鱒（Rainbow trout）雖非深海魚，卻含大量ω-3脂肪酸。深海魚中除了ω-3脂肪酸，還有蛋白質、維生素B_{12}及礦物質鈣、鎂。有一些深海魚因受海洋環境汙染影響，含有毒的重金屬如汞，因此不能多吃。

此外，人類較常食用的海鮮還有蝦、蟹、牡蠣、扇貝等，蝦、蟹中含有大量膽固醇。膽固醇高的食物曾一度被認為會增高血中壞膽固醇，增加血管硬化及冠心病的風險，但最近研究結果發現這想法並不正確，增加壞膽固醇的食物主要是含高量飽和脂肪酸。

食物保護心血管的機制

食物中的營養化學物如蛋白質、醣、脂肪、維生素及礦物質，都是人體每一個細胞必備的養分，心血管的護衛也需要這些營養成分。若要保持心血管的健康，必須平衡攝取各類食物。

除了營養化學物外，食物還供給人體特殊化學物，可減低心血管的傷害。綜合上文所述，有兩類化學物產生的抗血管硬化機制最重要，分別是抗氧化劑及纖維質。

抗氧化劑

人體內產生過多氧化基及活性氧化物，會引起細胞傷害，損傷心血管。人體具備內在的抗氧化酶，可以中和活性氧化物，但是由於氧化物產生得太快，而且過高，內在的抗氧化酶抵擋不了。

經常吃含天然的抗氧化學物有降氧化物的作用。植物化學物中不少具備抗氧化效果，如類黃酮素、類胡蘿蔔素及有機硫化物等；維生素A、C及E也具抗氧化作用；礦物質中，硒、錳及銅有抗氧化機能。許多蔬果中都富含這些抗氧化劑，常吃多種多樣含抗氧化劑的蔬菜及水果，可以保護心血管，減低傷害。

纖維質

食物中的纖維進入腸道並不會被分解掉，但是可以干擾膽固醇及糖的吸收，並且能防止便祕。食物中纖維質含量高的有蔬菜、水果、堅果及全穀物。多食用這些高纖食物能有效降低壞膽固醇，並且控制血糖，減少血管損傷。

吃蛋會傷害心血管嗎？

雞蛋中含有大量蛋白質、維生素及礦物質，營養價值很高。由於蛋中含高量膽固醇，半個世紀前被認為是對心血管不良之食物，甚至一度倡導少吃蛋。不過這個想法在一、二十年前被推翻了。

雞蛋的膽固醇量雖然高，但飽和脂肪低，對血中壞膽固醇的影響不大，這理論是根據當時研究報告。人體的膽固醇大部分是由肝臟製造，由食物中攝取的膽固醇只占百分二十。吃太多含飽和脂肪酸的食物（如牛肉及豬肉）會刺激肝製造更多膽固醇。美國心臟協會改變了飲食導引，不把雞蛋列入傷害心血管的食物名單，於是雞蛋又回到早餐桌上。不過這理論是根據對壞膽固醇的分析，至於實際上食用雞蛋是否會增高冠心病風險，並沒有更詳細的研究，還必須用嚴格的流行病學及人體試驗證明。

近年來有三個有關吃蛋的大型流行病學研究結果發表，結果並不一致，又引起了爭執。

美國研究的報告顯示，蛋吃得愈多，冠心病的風險愈高，他們認為一天一個蛋的做法會傷害心血管。而英國的研究顯示沒有發現吃蛋會對心血管造成什麼傷害，並不會增加冠心病風險。

中國的報告令人驚奇：一星期吃三到六個蛋有益於心血管，減低冠心病風險，而不吃蛋及吃太多蛋都會增高冠心病風險！

為何這些研究會有如此大的差異？詳細原因還不清楚，但有兩種可能性。一種是流行病學研究無法確定因果關係。吃蛋時可能也同時吃培根、香腸、薯條等高脂食物。美國研究說多吃蛋會增加冠心病，原因有可能不是蛋，而是由於同時吃了高脂食物；相反地，中國發現吃蛋能減少風險或許是由於營養補給，強健了心血管。

雖然這三個研究計畫都相當大型，而且規劃健全，結果仍沒辦法清楚發掘雞蛋與心血管的真實關係。

目前的醫界建議是適量純吃蛋（水煮蛋，不加油），而不吃培根、香腸及薯條等高油食物。至於一個星期可以吃多少個蛋？這要看整週食物的膽固醇含量。若不吃高膽固醇的食物（肉類、蝦、蟹等），一個星期三至五個蛋是不會有問題的。最後當然還是要有嚴謹的臨床人體試驗，才能確定前述的建議是否完全安全無虞。

食物是健康的基本要素，好好選擇營養及保護心血管的食物是必要的。若能配合，飲食也可以是藝術，是享受！

第23章

吃糖的藝術

大多數的人喜歡甜點、甜的飲料及糖果、餅乾。根據人類學家的觀點，人喜歡吃糖是有進化上的理由。早期的人類食物得來不易，獵物不可靠，而地上的蔬菜及樹上的水果來源較穩定，依靠這些食物人類獲得生存及生育的保障。

吃了含糖的水果及蔬菜會比較快樂，並且較有衝勁，因為吃糖之後，腦神經細胞釋放出多巴胺（dopamine），這種化學物會使人快活、活潑。哈佛大學人類學家丹尼爾・李伯曼 (Daniel Lieberman) 在他著作的書《人體的故事：進化，健康及疾病》（*Story of human body: evolution, health and disease*）中就強調「人對糖有深深的渴求」。有的生醫學家質問人類是否對糖上癮，就如對酒上癮一般。

糖成為人類飲食中的要角

適量的糖對人有益處，它供給人體需要的熱量，而且帶來快樂及樂觀感。自然界供給早期人類渴求的糖，天然的果實及蔬菜中的糖是健康的，是人類生存的要素。

甘蔗是含糖分最高的植物之一。早期的人類並不將其當做食物，而是用來餵養牲畜。兩千五百年前，印度開始將甘蔗中的糖提煉出來，用以加強食物甜味。此造糖術傳入中國，再由中國傳到波斯，之後傳入阿拉伯國家。當時提煉糖的方法不是很精細，因此無法大量生產，於是糖被視為珍品，用量不大，不會威脅到健康。

西班牙入侵南美洲時，發現有些國家土地廣闊，因為糖是有利可圖的食物，商人看到商機，於是在這些國家開發農場，大規模種植甘蔗，還利用他們俘虜過來的非洲黑人奴隸做苦工。頓時，糖的產量大增，一般市井小民都買得到糖，蔗糖便開始廣泛運用在食物中或創造新的甜點，做成蛋糕、餅乾、糖果、巧克力及冰淇淋等。糖在人類的生活上進入一個新的里程碑，但這個里程碑是糖破壞健康的起點。

席捲全球的含糖飲料

一九七〇年代，糖進入第二個里程碑。美國中西部盛產玉米，有些玉米種類香甜可口，為人喜愛。從玉米中獲取糖漿，味道相當不錯，可以用來做飲料及食品添加物。蔗糖在當時價格增高，而且供應不穩定，於是美國的飲料公司及食品公司改以玉米糖漿代替蔗糖，加入甜點、飲料中，備受歡迎。

玉米糖漿價格低，來源豐富，因此用量愈來愈多，甜點食物及飲料愈來愈甜。其中一種最知名的飲料可樂，不只暢銷美國，甚至廣布全球，「可口可樂」成為飲料中的新寵。

此後，民眾的用糖量與日俱增，成為糖尿病、肥胖及代謝症候群的主兇，也是心血管健康的主要敵人。勸導民眾節制使用玉米糖漿及含高糖的食物、飲料已經成為公共衛生迫切的課題。

其實糖是否需要加入食物及飲料中是可議的，多加入食物中的糖對健康需求來說算是可有可無的奢侈品。在天然水果及蔬菜中便含有足夠人體需求的糖，也能滿足人對糖的渴望。因此即使有享受甜品的慾望及樂趣，也要注意控制糖量。

美國心臟協會建議：男人每天加糖不要超過三十七・五公克，女人則不要超過二十五公克。有些專家還認為美國心臟協會的建議數字太過寬鬆了，應該要再低一些才是。

葡萄糖與果糖比較好？

除了蔗糖及玉米糖漿，蜂蜜及甜菜的含糖量也高，常被用做甜味添加物。偶爾會聽到有人說蜂蜜及甜菜中含的是「好糖」，多吃對身體好，但站在純吃糖的立場來看，這種說法並不正確，因為甜菜及蜂蜜中的糖與其他糖並沒有多大的差別。甜菜所含的糖與甘蔗中的化學成分相同，就是蔗糖（Sucrose）。蔗糖進入人體後被分解為葡萄糖（Glucose）及果糖（Fructose），其轉換比例是一比一，也就是說若吃了含一百公克蔗糖的甜菜或甘蔗後，在體內會產生同量的葡萄糖及果糖。

而飲料中常添加的「高果糖玉米糖漿」，這名稱給人一種以果糖為主成分的印象，其實不是。玉米糖漿的糖，成分是百分之百的葡萄糖，但這種純葡萄糖的糖漿味道不吸引人，因此要加入等比例的果糖，雖然加了「高果糖」，但進入人體後，果糖的比例和吃蔗糖產生的果糖比例是一樣的。

那麼蜂蜜中的果糖含量是否比較少呢？也不盡然。詳細的糖分分析結果顯示，蜂蜜中含兩種主要糖：果糖及葡萄糖，而其比例是四十三％果糖比四十九％葡萄糖。因此，果糖的成分也算高。

葡萄糖及果糖在細胞內有不同的新陳代謝路程，對健康也有不同影響。葡萄糖是細胞動力的主要來源，進入細胞馬上被代謝，因此不會累積或儲存於細胞內，更不會轉變為脂肪酸而儲存於脂肪細胞。果糖在細胞內便不一樣，只有一小部分會轉變為葡萄糖供應能源，大部分果糖轉變為脂肪酸。脂肪細胞內儲存大量脂肪酸時會形成肥胖。有一部分果糖還會被轉變成尿酸，增高痛風風險。吃太多果糖，對身體尤其是心血管的健康是一種傷害。

全民減糖策略

禁糖很困難，而且不見得明智。雖然可降低血糖及減肥，但會造成精神上的負擔。過分地隨性吃高糖食物和喝高糖飲料，毫無疑問必須避免，這樣對健康造成的傷害不言可喻。

有一種滿足對糖渴求的方法是選擇精美的甜點，吃小塊就好。避開糖果、餅乾、甜度高的小吃及飲料。烹飪時不加糖，平時以水果替代甜點。早餐時不吃高糖分的穀麥片或甜點。

想單靠個人意志減糖不容易成功，因為人喜歡吃糖是一種本性，已有千萬年的歷史，要改變這習慣非常不簡單。美國及歐洲人愛吃甜食，而高乳油的糕餅點心已造成全民問題，單單勸導少吃糖，作用並不大。

有些國家想出讓人民減少喝含糖飲料的策略其中一種方法是抽飲料稅，讓含糖飲料價錢提高，兒童及青少年無法隨意喝可樂。甚至還有國家提出學校及醫院不能販售可樂及高糖飲料。有些國家直接與食品製造商及飲料製造商商議減少飲料中的糖分，制定加糖量的上限；或是要求製造商在糕點及飲料上清楚標示出加糖量、成分及熱量比例。

還有一種做法是減少廣告，特別是誇張的廣告。更重要的根本做法則是教育人民有關加糖對健康的損害，以及指導大眾如何減少用糖。

吃糖及喝酒有其相同之處。吃少量時有益，但過量不但沒有好處，反而造成健康問題，也給家庭、社會帶來巨大的負擔。如何避免過量是世界各國都努力想解決的問題。這也是二十一世紀的重要健康課題，成敗對世界會產生莫大影響。期待所提的全民減糖策略會有成效，才能打敗肥胖、糖尿病及代謝症候群帶來的心血管疾病。

第24章

茶、黑咖啡、黑巧克力、紅酒

茶、酒及咖啡都有千年以上的飲食歷史。早期人類將茶當做草藥，將酒做祭物，而咖啡是用來提神。現代人則會將茶、咖啡及酒做為社交的點綴物，是生活藝術的寵兒。最近幾年，茶、咖啡及酒還被當作養生之物。綠茶、紅酒及黑咖啡成為抗糖尿病、心血管疾病及腦退化的補品。

最近研究結果顯示，適量的茶、酒及咖啡的確與降低糖尿病及維護心血管健康有密切關係，其中的道理描述於下。

各種茶飲

茶起源於古中國。有個傳說是神農氏在偶然間嘗到茶葉的苦甘味，做成藥飲。在公元前三世紀就有文字記載茶葉，當時是用來做草藥。

茶本來是很貴重的物資，不是一般人喝得起的，到了唐朝（約七至十世紀）才大眾化，而且傳到日本。當時的茶都是綠茶，而且做成茶餅。明朝（十四至十七世紀）時，廢茶餅，改用散茶葉。除了綠茶，也有了紅茶。清朝（十七世紀）時，茶葉推銷到歐洲，特別是英國，而且英國人在錫蘭（今日的斯里蘭卡）成功種植茶樹，茶開始在英國流行，後來還啟動了下午茶的習慣，茶成為英國必備的飲料。茶不只流行於英倫三島，更在所有英國屬地（加拿大、澳洲及印度）流行。

臺灣人喜歡烏龍茶，日本人喜歡綠茶，而英國人喜愛紅茶。烏龍茶及紅茶是根據泡出來的茶的顏色命名。英國人則是根據人工處理後的茶葉顏色將紅茶命名為Black tea（黑茶）。

中國傳統製茶的方法很多，一共做出六種茶，除了綠茶及紅茶，還有青茶（烏龍茶）、白茶、黃茶及黑茶（代表黑茶是普洱茶）。要釐清的是英國人稱為黑茶的並非普洱茶，而是我們所謂的紅茶。綠茶和白茶是沒經過發酵的茶，而紅茶及黑茶是完全發酵的；烏龍茶則是部分發酵。

茶的種類除了以顏色區分，還以地名分類。以臺灣烏龍茶為例，就有南投凍頂茶、嘉義阿里山高山茶等等。有的還有別名，如桃竹苗地區的東方美人茶（也叫做膨風茶）；英國有種很有名的紅茶叫做格雷伯爵茶（Earl Grey）。

茶的種類多得讓人有點混亂，但茶葉都是來自茶樹。茶樹起源於中國西南部，因此其拉丁文名就叫做中華茶樹（*Camellia Sinensis*）。茶樹分布全球，由於氣候、水分、土壤等因素的變遷，樹種產生演化，有的茶葉適合做綠茶，有的適合紅茶，有的則適合烏龍茶。

雖然茶的品種及商品名很多，但茶葉內含的營養成分及植物化學物則沒有很大的差別。茶葉中的主要營養成分有維生素C、D、K及B2，還有礦物質鈣、鎂、鐵、鋅、鈉、鎳，以及氟。比較特別的是茶葉含不少的多酚化學物（Polyphenol），主要的多酚化學物是類黃酮化合物、茶黃素（Theaflavin）及兒茶素（Catechin）。製造茶葉時經過發酵等處理過程，也會影響到多酚類化學物的比例，所以綠茶沒經過發酵，兒茶素成分特別高；紅茶中的兒茶素在發酵過程中就被破壞掉，但茶黃素成分高；烏龍茶含的兒茶素則居於兩者之間。這三種茶都含有類黃酮化合物。這些多酚化學物的主要作用是去除氧化基，而減低對基因及細胞的傷害。綠茶、紅茶及烏龍茶的抗氧化力實際上相差不大。

綠茶含有豐富的EGCG，是一種兒茶素，具有抗氧保護細胞及消炎功能。因此綠茶一度被認定特別具有保護心血管健康及控制高糖及高脂的效果。近幾年來的流行病學研究發現，經常喝綠茶、紅茶或烏龍茶的人，都降低了心血管疾病的風險，三種茶並沒有太大差別。

雖然綠茶的EGCG含量高，但在兩、三杯茶中還是量很少，起不了大作用。所以每天喝烏龍茶、綠茶或紅茶，對保護心血管健康，減低冠心病及腦中風的風險是有益的，但究竟每天要喝多少杯茶？這個問題目前沒有準確的答案，因為每個人泡茶方法不同，這點也會影響到茶中多酚化學物的含量。一般的建議是每天喝三杯茶。喝茶的副作用不多，但要注意茶中含有咖啡因，喝太多時，還是會影響情緒及睡眠。

黑咖啡

咖啡豆最早是在非洲的衣索比亞發現的。咖啡具有刺激精神的作用，早期多用於宗教儀式上，讓人不至於在儀式時打瞌睡。十五世紀時，葉門地區的摩卡（Mocha）首次將非洲的咖啡豆做成飲料，就是今日的咖啡飲料。

咖啡很快地傳到其他的回教國家，如土耳其（土耳其咖啡聞名全球！）。十八世紀初，咖啡經由威尼斯傳入歐洲大陸。義大利人將咖啡藝術化，將咖啡傳到北歐各地。北歐國家冬天嚴寒，喝咖啡特別有情調，因此當地人非常喜歡咖啡，成為全球喝咖啡最多的地區。

十八世紀後期，咖啡傳入北美。美國人會喜歡咖啡，據說是英國對美居地增加茶稅後引起公憤，開始拒喝茶而改喝咖啡。美國人重視生活效率，不講究咖啡藝術，所以咖啡較淡，缺乏濃香。但是美國人及加拿大人都很喜歡這種咖啡。美式咖啡雖然沒有義大利咖啡或土耳其咖啡講究，但美國人很會經營咖啡店，製造出年輕人社交、看電腦及交誼的場所。星巴克咖啡店由美國西雅圖的一家咖啡店發展成全球各個角落都可以找到的咖啡店，把美式咖啡傳布到世界各地。

咖啡豆的種類很多，通常以出產地命名，如哥倫比亞（南美洲）咖啡、牙買加藍山咖啡、印尼曼特寧咖啡等等。煮出來的咖啡香味、酸度有差異，但其所含的植物化學及營養成分很相近。

全球的咖啡豆皆來自三種咖啡樹：阿拉比卡（Arabica）、羅布斯塔（Robusta）及賴比瑞卡（Liberica）。這三種樹產出的咖啡豆成分相似，差別不大，都含有維生素B_2、B_3、B_5，並且含鎂、鉀及錳。不同來源的咖啡豆含有綠原酸（Chlorogenic acid）、奎尼酸（Quinic acid）及雙萜（Diterpenes）。雙萜化合物以咖啡醇（Cafestol）及咖啡豆醇（Kahweol）為多。

這些植物化學成分具有抗糖尿病、癌症、心血管疾病、帕金森氏症及阿茲海默症等。咖啡含有豐富的咖啡因，咖啡因有提神、增加腦力及活力的作用。

流行病學研究結果顯示，喝咖啡的人心血管疾病的風險及死亡率比不喝咖啡的人低。但也有研究發現，喝咖啡的人血中壞膽固醇反而增高，而且有癌症風險。後來發現這和咖啡的泡法有關。

法壓式咖啡及土耳其咖啡沒有把煮熟的咖啡過濾，因此所有植物化學物都會出現在咖啡中，包含大量的咖啡醇。咖啡醇會增加壞膽固醇，而且有致癌作用。但喝義大利式咖啡如濃縮咖啡（Espresso）或美式咖啡就沒有這些副作用，因為咖啡醇會被過濾掉。

相較之下，黑咖啡（不加牛乳或糖）較健康，而義大利式拿鐵（Coffee Latte）或卡布奇諾（Cappuccino）中含了牛奶和糖，因此要特別注意熱量。

喝咖啡要適量，而且有的人對咖啡因較敏感，一天一杯就夠了，也有的人似乎完全不受咖啡因影響，可以多喝幾杯。最近的研究報告則建議每天不超過三到四杯。

黑巧克力

巧克力風行全球，之所以得人喜歡是因為它含有可可（Cocoa）、牛奶及糖，這三種成分配合起來香甜可口，會令人上癮。

可可是取之於熱帶植物莢果中的可可豆。當中南美洲原住民發現可可豆時，將其做藥飲。十九世紀末期，頭腦靈活的瑞士人丹尼爾・彼得（Daniel Peter）才發明出將可可做成食物。他把可可粉與牛奶及糖混在一起，做成塊狀。後來魯道夫・蓮（Rodolphe Lindt）將其改良，使其較軟而且可口。當時的巧克力奶糖含量較高，而可可成分大約在二十%左右，因此叫做「牛奶巧克力」，很快就傳到歐洲各地及北美洲。

牛奶巧克力的健康價值不算高，因為其中主要成分是牛奶及糖。實際上，可可的營養價值高，含有保護心血管的類黃酮化合物。

最近幾年黑巧克力開始吃香了，因為其中可可成分增高到六十~七十%，有的甚至達到百分之百。流行病學研究及臨床試驗的報告對黑巧克力（含七十%以上可可）的評價是正面的。適量的黑巧克力可以降血壓，增加內皮細胞功能，減低血小板凝聚力，同時它會增加對胰島素的反應，具有降血糖的作用。因此，每天吃點黑巧克力對心血管健康還不錯。

但要注意的是，黑巧克力含有飽和脂肪酸及糖，因此熱量頗高，不能多吃。一般建議一天吃黑巧克力不要超過三十公克的量。

紅酒

考古學家從中東美索不達米亞（Mesopotamia）的兩河流域發掘出一瓶紅酒，估計是三千多年前的遺留物。因為兩河流域產葡萄，葡萄放久了，會自動發酵變成紅酒，也可以想見當時的家庭就已經能自家做酒。

後來紅酒成為地中海地區每天必備的飲料。法國人將喝紅酒當作是生活的藝術，同時將紅酒品牌化，成為收集品。白葡萄酒（簡稱白酒）的飲用歷史則較短。

紅酒及白酒的營養成分相似，但是紅酒含有較多抗氧化物，尤其是白藜蘆醇（Resveratrol）。白藜蘆醇對心血管具保護功用，可以抗發炎。這兩種葡萄酒的酒精含量大致相近。

流行病學研究的報告認為，所有的酒，不只是紅葡萄酒、白葡萄酒、東方的白酒、西洋的威斯忌或白蘭地等酒類，少量飲用時對心血管健康是有益的。酒精會增加好膽固醇，減低壞膽固醇，抗血栓保護內皮細胞。至於能維護心血管健康的酒量會是多少呢？目前專家的建議是每日葡萄酒一杯（年齡六十五歲以下可兩杯）、啤酒一瓶或一罐、烈酒一小杯。

紅酒的心血管護衛力真的比其他酒好嗎？目前沒有明確的答案。紅酒是因白藜蘆醇含量高而著名，但白藜蘆醇在葡萄及其他水果中含量也不低，多吃水果就可以達到目的。

喝酒的問題在於容易上癮，以酒來護衛心血管健康，並非明智之舉。而且酒喝超量對心血管反倒有害，還會傷害肝及腦，因此不推薦把酒當做護衛心血管的良藥。

第25章

舒壓及運動保護心血管健康

現代人工作緊張、家庭生活繁忙，加上精神上的重擔往往帶來愈來愈大的壓力。有些人適應力高，有辦法舒壓，但有些人無法排除壓力。

經常的壓力累積起來產生了一些症狀，如失眠、焦急、頭痛等等，甚至會產生憂鬱症。最近醫學研究也確定慢性的精神壓力會加速血管硬化，增加血小板凝聚力，並且提高得急性心肌梗塞的發生率。精神緊張及壓力已經與三高並列為主要風險因子。

心理壓力對心血管的影響

壓力過高時會經常刺激交感神經，分泌腎上腺素。腎上腺素使小動脈收縮不能放鬆，因此血流減慢，血液無法將足夠氧氣及營養品運送到心臟，引起功能失調。

慢性壓力過高會刺激到腦中掌管感情的一處像杏仁般大小的組織——杏仁核（Amygdala），將信息傳到腦下垂體，經由荷爾蒙的傳遞信息，最終分泌大量的皮質醇到血液中。皮質醇會引起高血壓，增加血糖及增高血中壞膽固醇，因此增高血管硬化及冠心病的風險。

最近一個研究又發掘出精神壓力的新機制。精神壓力刺激腦中杏仁核經由神經將信息傳達到骨髓，加快白血球製造。結果血中引起發炎的白血球數量增加，且因為發炎是血管硬化及冠心病的主推力之一，心血管疾病的風險也隨之增高。

生活緊張的時候，有些人聽音樂，看電影電視，做有興趣的事如種花草、看書等等，就可以達到舒壓的效果。每天的壓力就用這些方式解除。但有些人則是以抽菸及喝酒來舒壓，雖然得到一時之快，卻沒有真的緩解壓力，反而給心血管帶來傷害。

退休的年長者雖然已經沒有工作緊張引起的壓力，卻經常因孤單、無聊或慢性病痛而帶來精神憂鬱及壓力。這是現代社會須面臨的問題與挑戰。解除孤單及無聊的一個好方法是參加團體活動，如：公園內做早操或跳舞；打打球如桌球之類的。與朋友相聚聊天，也滿好的。有些年長者志願於醫院、圖書館及其他慈善機關當義工，或是經常參加宗教活動，像是基督徒星期天都要上教堂做禮拜，與其他教徒相聚、交誼也相當有幫助。

解除壓力最大關鍵是要了解壓力來源，然後用盡方法將壓力根源去除。有些工作上、家庭內及感情的問題是可以解決的，但也有些壓力無法根除，要依賴一些舒壓的方法包括活動及運動。其中又以運動最為重要。運動不只有舒壓作用，對心血管健康也有相當大的保護。根據近年大規模的流行病學研究，經常運動還會延年益壽！

運動是舒壓法寶

適量的運動會讓微血管擴張，紅血球的氧氣容易滲透入組織中的細胞，因此增加氧氣供給，同時會維持心臟的動力，比較有效地將血液抽送入動脈，藉此減低血壓。其中意味著心臟是要靠人的運動及活動加油，而血管也靠著運動及活動舒鬆。

運動首當其衝的是肌肉。運動到一個程度會讓肌肉呼求增加氧氣供給。這個呼求傳到神經，讓心跳加快，也傳到心臟肌肉細胞收縮得更有力。為了補給足夠的氧氣給肌肉，血管舒鬆及微血管擴張可以增加氧氣傳送。

運動帶來的附加福利是增加體內的葡萄糖進入細胞，並代謝產生能源，供肌肉能跟得上運動的需求，因此運動會降低血液中醣的濃度。運動還有的福利是減少血中LDL壞膽固醇，而增加HDL好的膽固醇，造成脂肪雙贏的局面。

運動還會增加腦部循環，讓人覺得爽快，比較不會憂鬱。但運動不宜過度劇烈。劇烈運動使氧氣一時補給不足，反而增加冠心病的發生率。事實上，劇烈運動帶來的急性心臟病發作並不罕見，年長者運動要多加考慮安全，避免跌倒。

運動種類很多，為了方便描述，這裡分為兩大類。一類是不用上健身房的戶外運動；另一類則是利用健身房的運動器材。這兩大類的運動都有益於心血管，可按照個人喜愛選擇。

不需要特別運動器材的運動涵蓋快走、慢跑、游泳、騎單車、打球等等。快走已成為很受推薦的運動，尤其是年老者。有一個口號是「一天走萬步，不用看心臟科醫生」。已經有較客觀研究證實這個口號有其根據。經常有人強調要用力走（power walk），但最近研究顯示走得快慢並不重要，重要的是走上萬步。

另一種受推薦的運動是游泳。游泳是全身性的運動，所有肌肉都運動到了。但游泳遭遇到的一個很不容解決的問題：游泳池經常不清潔，有許多細菌，已經有多件因游泳受細菌感染而得病的報告。

最近世界各國風行古老的健身養性運動，如太極拳、瑜珈等。這些流傳千年的健身術本來就具有濃厚的宗教哲學背景，到今日已純粹成為一種健身運動。

至於健身房的運動，因為器材很多，一般人較常用的大約兩類：一、有氧運動機：如走路機（trade mill）與橢圓機（elliptical）；二、阻力運動機。

走路機很普遍，容易使用且速度可以大幅調整，但對年長者有時不太適合，因為運作不適容易發生意外而跌倒。較推薦的是橢圓機，它的操作較需訓練，一旦習慣後便可以自己調控。這個運動是上、下肢都參與，消耗熱量較高。至於阻力運動機主要是在鍛鍊全身肌肉。

一般建議有意心血管的運動時間，最好是每天至少三十分鐘，一個星期至少五天，也就是一個星期至少能運動一百五十分鐘。

慢性精神壓力與失眠

慢性精神壓力堆積起來會造成急躁症及憂鬱症，這時便要去看專科醫師。有些藥物可幫助放鬆，對於急躁症有效。而憂鬱症則需要另一類減少憂鬱的藥物。這些藥物多半都有些副作用，使用起來要小心。

工作及生活上的壓力常常使人無法安眠。長期失眠會增高動脈硬化的風險，並容易得冠心病。失眠為何會增加動脈硬化呢？睡眠不足時，影響了大腦底的下視丘（hypothalamus）的生理作用，導致下丘腦泌素（hypocretin）的分泌減少。下丘腦泌素具有控制骨髓製造白血球的作用。當它減少時，單核細胞及中性顆粒細胞增高。這兩種白血球有促進動脈硬化的作用，其數目增高時更會加速動脈硬化的惡化。

失眠的治療要先從舒壓做起，當各種舒壓方法皆嘗試無效，就應該去看醫生，使用醫生給的藥物來控制與改善。

第7課

保護心血管的願景

基因編輯與心血管護衛

人工智慧加強心血管護衛

腸道細菌群保護心血管

健康的血管老化

二十一世紀的生醫科技突飛猛進，這些科技涵蓋基因編輯、大數據分析、人工智慧等等，已經應用到心血管的研究，而且有結果顯示對心血管的護衛有很大助益。

基因編輯技術可以選擇性地剔除傷害血管的基因；人工智慧技術則可以有效地找出新的風險因子及療法。

另外，大腸內居住著一群與人體互動的細菌。這群細菌釋放出代謝物，不只護衛大腸功能，還能保護心血管。保護好大腸菌也是護衛心血管的重要策略。

至於老化問題引起的人體心血管功能改變，有的改變是來自內在老化因素，但有些則是因為高齡生活方式改變，產生營養不良、運動不足、精神憂鬱而產生問題。

高齡人的心血管保健是二十一世紀人類的重大健康課題，了解老化對心血管功能的影響，才能研發出更有效的預防及治療。

第26章

基因編輯與心血管護衛

人體的兩萬多個基因帶著許多與生命相關的信息，不容許有任何差錯。一旦有了差錯，會產生突變，引發遺傳疾病。

基因是由一系列四種DNA（脫氧核醣核酸）的分子組成。這四種DNA分子的英文縮寫為A、T、C、G。基因是這四種DNA的不同數目及排列而來。每一個基因有一定的DNA成分、數目及定序，一點都不能有錯。有些嚴重的遺傳疾病就是因為基因中的DNA的一個成分發生突變而來，只要一個字母（例如：A變為C）不對，便會製造出性質不正常的蛋白質，而產生病變。

遺傳學家早期就夢想把突變的核酸重新編輯，使基因恢復正常，但苦於沒有適當的技術，夢想難成真。

由細菌的免疫機制開啟基因編輯研究

一九七〇年代後，分子生物技術起飛，可以在細胞內做基因的修正，但技術相當複雜，無法使用於動物體或人體。二十世紀末，細菌學的研究在無意間發現了細菌的細胞內有一種內在的基因機制，可以將入侵細菌的病毒DNA基因剔除，以保護細菌安全。這種細菌的自衛機制被應用於動物或人體基因的修補，產生了劃世紀的新穎基因工程，叫做基因編輯（Gene editing）。

基因編輯的發現是偶然的。一九八〇年代，世界上有幾個研究細菌基因的實驗室相繼報告一種特異的DNA序列，但不知其功能。後來美國國家衛生研究院一位學者根據生物資訊的分析，提出這種特異的DNA序列是細菌的免疫機制，用來殺死內侵的病毒，而內侵細菌的病毒叫做噬菌體（phages）。

這個假說終於以實驗得到證明。這段特異核酸系列連帶著一種酶，可分解病毒，將其滅除。細菌使用特異核酸系列黏住病毒，然後使用酶將其分解。整個滅病毒的系統縮寫為CRISPR-Cas9。CRISPR（全名Clustered regularly interspersed short palindromic repeats）指的是這段含回文的DNA序列，而Cas-9（全名為CRISPR-associated protein-9）是連接於這段DNA的酶。

CRISPR-Cas9的免疫機制存在於許多不同種類的細菌，可以說是較單純原始性的免疫。哺乳動物沒有這個系統，因為哺乳動物的免疫已變得複雜，需要多種細胞及蛋白質參與才能有效地殺菌滅毒。由於這個除病毒的機制局限於細菌，有關這個新發現的研究發表在微生物學的專業期刊，因此沒有很快地被應用為修整DNA的技術。

十多年後，分子生物及細胞生物學家才以基因工程技術建立可用於修改動植物及人類細胞的基因。這一套技術使用上容易，而且的確可以針對需要修整的基因，因此很快地傳布到全球實驗室，應用於基礎醫療及農業的轉譯研究。

這些研究能量高，已有相當豐碩的成果。研究成果除了需更深一步了解基因的功能，已經成功使用在遺傳疾病的治療以及農作物的改良上。這個技術剛開發出來時，是設計切除一小段的DNA，如今這個技術已經進步到可以只修改一個核酸，是名副其實的基因編輯。

基因編輯應用在疾病治療上進步神速，已經有幾種基因編輯療法進行第三期臨床試驗，其中以治療先天性貧血（地中海貧血症及鐮刀貧血症）及眼睛黃斑症為目標。期待這些臨床試驗能獲得成功，帶來新療法里程碑！

基因編輯技術雖然可以精準地修改發病的基因，但也有可能更動到其他部位的正常基因，導致副作用。這種憂慮並非無中生有，最近已有這方面的文獻報告。

增進心血管護衛的基因編輯

心血管受到基因的護衛，但有些血管細胞中的基因表達卻是在傷害血管。護衛及傷害的基因形成一種抗衡狀態，一旦傷害的基因表達勝過護衛基因，便容易產生動脈硬化及心血管疾病。

最近的研究發現一種新的基因會破壞血管，叫做PCSK 9。這個基因會促進發炎細胞活性以及發炎因子的產生，還會增加血中壞膽固醇，而這個基因在肝臟內表達高。研究者在小鼠體內以基因編輯技術將肝臟內的基因刪改後，小鼠的血中壞膽固醇降低，讓血管不會受高脂食物傷害。

小鼠的實驗結果帶來了令人興奮的盼望。期望不久的將來可以使用基因編輯方法將體內會傷害心血管的基因刪除，就可以將壞膽固醇降低，不必再吃藥，也不必忌諱肉類食物，可以說是生活上的解脫！然而，這個期待雖然不是空想，但也沒有那麼容易，還需要技術上的改良才能順利應用於人體。

基因編輯的倫理問題

基因編輯的技術可以應用於胚胎細胞的基因修正上，而胚胎細胞在試管中發展成胚胎，置入母體子宮便可長大成嬰兒。也就是說，這個技術可以造出基因修改後的新人類！

曾經有一位研究者發出狂言，他要用這個技術製造人，製造出超人。理論上來說這的確是可行的。國際CRISPR專家則聚集討論倫理的問題，結論是：胚胎的基因編輯應該禁止！美國、歐洲國家相繼採用專家的意見禁止使用國家經費做任何有關胚胎的基因編輯。當大家比較安心時，一個用基因編輯改造人體基因的事件發生，引起國際公憤。

二〇一八年底在香港召開國際人類基因編輯學術研討會，參與會議的人都期待新的技術改良及新的治療成效。就在這種興奮的氣氛外，一位年輕的研究者向大會丟下一顆使人驚心的炸彈！這位來自深圳的中國學者向大會報告，他已經成功地改造了胚胎的基因，可以預防愛滋病，而且基因改造的嬰兒已經誕生！

這位研究者自以為這將是一鳴驚人的學術成就，將受到矚目及尊崇。但事實上，他已經觸犯了國際CRISPR的規則，而且他的研究沒有經過他服務的大學及醫院倫理委員會的許可。他的報告不但沒得到讚許，反而引起國際公憤，並再一次重申禁止以基因編輯技術製造基因改變過的人。基因編輯技術是一種工具，用在適當醫療及農業可以造福人類，但若用在錯的地方，會引發空前的人類災禍！

第27章

人工智慧加強心血管護衛

超過半世紀的大型社區流病學研究累積了大量寶貴的數據，其中包含了基因體、生化及免疫指標等數據，數據量龐大到超出人的分析能力，需要花很長的時間才能完成一個小項目。而近年來人工智慧迅速發展，給心血管護衛方面帶來了新的展望。

人工智慧使用在教電腦計算機分析大數據，就能找出新的風險因子及新的心血管護衛方法。人工智慧依賴心血管專家的知識，以心血管健康的需求及保護策略為目標，寫成電腦程式，教機器分析大數據。電腦學會之後，會青出於藍而勝於藍，可以說是學生的能力超過老師！

人工智慧依賴高品質的數據。可幸的是，心血管數據都是來自嚴格設計的社區性研究計畫、臨床生化及基因指標的數據，非常可靠。這些大數據的確深藏寶貴的訊息，適合用人工智慧去發掘。最近有一個人工智慧發掘出心血管疾病新風險因子的案例，顯示出人工智慧的厲害！

人工智慧應用於心血管健康

為了瞭解美國不同種族的人的血管硬化風險因子，美國國家衛生研究院主持一個「多族群血管硬化研究」（Multi-ethnic study of atherosclerosis，簡稱MESA）。這個計畫由六個大學在其附近地區設立研究站，這些研究站分布美國多個地區：哥倫比亞大學工作站設在紐約市，約翰斯霍普金斯大學設在巴爾的摩市，明尼蘇達大學設在明市，西北大學設在芝加哥，加州大學設在洛杉磯，北卡大學設在北卡霍塞郡。這些工作站負責招攬志願參與者，並做檢查及追蹤。

這個計畫是二〇〇〇年開始，在二年內招攬六千位志願參與者，其中有白種人、非裔（黑人）、西班牙裔（墨西哥人為主）及華人。參與者的檢查及追蹤都根據標準化的作業程序，因此數據可靠。在追蹤期間經常增加新的檢查指標，數據龐大而內容豐富。最近則使用人工智慧訓練電腦分析大數據，先精選了七百多個指標。這七百多個指標除了血液檢查指標，還有超音波影像及X光斷層掃描。研究人員試用不同的計算程式，訓練機器分析這七百多個指標與心血管疾病的關係。

分析結果除了確定已知的風險因子不分種族，並且發掘出冠狀動脈新風險因子，其中「鈣化」被認定為相當重要的心血管疾病預測指標，還發掘出血中發炎因子在預測冠心病的重要性。這個報告可以說是心血管人工智慧的開端，奠定了人工智慧用來加強心血管護衛的基礎。

除了應用於尋找新的風險因子，人工智慧的一個強項是解讀心血管影像，並且加以自動化。心血管的影像技術已被廣泛應用於臨床診斷的有兩類：電腦斷層冠狀動脈鈣化記分法及電腦斷層冠狀動脈攝影。另兩種已近於應用在臨床診斷：核磁共振冠狀動脈攝影（MRCA）及正電子斷層掃描（PET）。訓練機器解讀影像及鈣化記分都相當準確，已可以發展自動化解讀。不久的將來，或許不需要等待放射科醫師解讀了！

電腦斷層冠狀動脈鈣化記分技術，用人工智慧可以準確解讀較細微的鈣化並給以記分。這個技術有助於早期預測心血管疾病。它最大的好處是在可以早期做預防工作，阻擋血管的破壞，護衛心血管的健康。

人工智慧也已應用在心電圖及心臟超音波圖的解讀上。或許經過良好的訓練，這些機器會成為專家，而且其解讀較一致，不會有差錯。目前看得到的人工智慧在心血管健康及疾病的應用上，只是冰山的一角，其前景不可限量。

醫界其實盛傳一個頗具有諷刺性的笑話：「有一天人工智慧會取代醫生，放射科醫生會找不到工作。那時候每個人身上攜帶一個晶片，機器解讀後便可知百病，也可做適當預防。」就目前來說或許仍是天方夜譚。事實上，機器訓練是靠醫生專家。醫學研究出來的成果及數據日新月異，進展速度超快，但還是需要具有豐富專門知識的人（醫生或科學家）經常訓練機器，才能確定人工智慧是有真智慧！有創意的醫生是不怕被機器替代掉的。

人工智慧助長心血管精準醫學

人工智慧的一個很重要的產物是加強精準個人化護衛心血管健康。

每一個人心血管情況不同，得血管硬化的風險也有相當大的差異。這些差異來自於每個人不同的基因表達、生活飲食習慣及生活工作的壓力，因此在預防及治療上應該個人化。

個人化預防及治療的觀念在百年前就有人提起，但當時缺乏有效的方法，實際上實施相當困難。到了二十世紀末期，確定了心血管疾病的風險因子後，個人化預防再一次被啟動，而且已經有明顯成效。譬如說：血液檢驗發現了壞膽固醇值超高時，便使用藥物將其降低，減少心血管疾病風險。血脂正常的人，便不必吃降血脂的藥物。降血壓及降血糖也是如此，是根據血壓及血糖檢查後，數值高的才用藥物治療。

基因分析及基因體定序技術的突飛猛進，更進一步增高個人化預防及治療的精準度。而個人化醫學更加上了一個頗令人矚目的新名稱——精準醫學。精準醫學源於癌症的治療。本來以為每個癌症的臨床表現差不多，因此早期是使用統一的治療法。基因分析後才發現這個觀念並不正確。同一種癌的基因突變不同，因此癌對藥物的反應也因人而異。在此以肺癌為例說明。

一旦診斷出肺癌後，治療的方法每一個病人都是相同的，沒有個人化。但基因分析及定序技術發展發現，每個人的肺癌的基因突變是不同的。首先發現的是一種生長因子基因的突變，這種基因名字叫EGFR（Epidermal growth factor receptor）。基因突變使得癌細胞增生加速，癌症惡化得快，而且轉移到其他器官比率增高，死亡率也加大。

藥商以EGFR為標的發展出一種藥，這個藥對有基因突變的肺癌果然有效，但對沒有基因突變的肺癌便沒什麼療效。這種基因突變在美國人的肺癌中不常見，因此藥物使用率不高。對藥商而言，經濟價值並不理想，因此他們考慮停產。沒想到，臺灣及日本肺癌專家的研究為這個藥帶來生機。臺灣及日本的肺癌病人有這種基因突變占百分之五十以上。這個標靶藥對有這種基因突變的肺癌療效很好。有不少肺癌病人服用標靶藥後癌細胞完全消失！這就是精準醫學的開端，也是標靶藥的典範！

精準個人化醫療並不限於癌症，個人化心血管健康護衛已進行多年。個人化的預防是根據血中生化指標。當血中壞膽固醇值風險高時，便用食物及藥物將其降低；膽固醇值不高時，便不用任何治療。

這種以生化指標做精準個人化預防已經有亮眼成果。進一步是以基因為指標，進行精準個人化醫療。大型心血管疾病基因體定序分析找到一群可疑的基因，但尚無法找出引起心血管疾病的基因突變。因此無法以基因為標記做精準個人化的預防及治療。顯然心血管疾病與癌症不同，不是因為單一基因突變引起，有可能是幾種基因同時突變或是一種稀有基因突變而引起，也有可能是基因體內非基因的核酸變異而來。

另一種想法是得心血管疾病的人是因為失去了保護基因。探討這個問題時，有研究者對不會得心血管疾病的年長者感興趣。他們的想法是這些從不受心血管疾病困擾的人可能有保護基因在護衛心血管。研究仍在進行中。

基因體定序的數據很大，加上臨床及生化數據，整個數據資料庫超大，需要人工智慧相助。人工智慧加上精準醫學，將會是二十一世紀的醫學革命，能使心血管護衛更上一層樓，前景相當可觀！

第28章

腸道細菌群保護心血管

細菌一直被認為是人類公敵，至今仍然是重要的病源。的確，細菌引起的瘟疫給人類帶來的死傷是痛苦的經歷。許多人因細菌感染產生肺炎、腦炎等等疾病死亡。這些病源菌來自於體外，趁免疫抵抗力減弱時入侵人體。由於病菌來自自然環境，人類養成習慣以化學物殺菌。事實上，自然界的細菌種類眾多，大部分是無辜的。

十九世紀末期發現正常人的糞便中含有多種細菌，便有醫學專家提出正常人腸內有長居的細菌，而且還提出有些細菌是對人有益處的。這種理論被認為是唱反調。當時的想法是腸內的細菌會釋放毒素，毒素經由血液傳布全身，引起各種疾病。益生菌在一個偶然的機會又興起。這要歸功一位在保加利亞研究乳酪的微生物專家。

乳酪中的長壽之星

保加利亞家家戶戶都從牛奶製造乳酪，而且乳酪用在各種食物，可以說是國家寶貝食物。當地人認為乳酪很有營養，是養生之物。這位研究者對乳酪中的微生物感興趣，他想知道是何種細菌將牛奶發酵成為乳酪。他分離出一種特別的乳酸桿菌，稱之為保加利亞乳酸菌。這種乳酸菌將保加利亞生產的牛奶發酵產生具特別味道的乳酪，與其他國家乳酪的味道不同。他的發現受到在巴黎巴斯德任職的梅契尼可夫（Elie Metchnikoff）教授的注目。

梅教授是著名的免疫學家，早期發現白血球可吞蝕細菌而得諾貝爾醫學獎。後來他對長壽感興趣，想了解長壽的祕訣。他做了多國家食物及生活習慣的比較，希望從中可找到長壽的要素。

他讀了有關保加利亞乳酪中的乳酸菌報告，覺得很有意思，因為保加利亞是個長壽的國家，活超過百歲的人還不少。梅教授認為保加利亞人的長壽是由於吃了乳酪中的保加利亞乳酸菌種。

梅教授的一言一論都頗具影響力。他的推薦文章使保加利亞乳酪成為長壽之星，很快地推銷到西歐國家（法國、德國、英國、北歐等等）。保加利亞式乳酪瞬間成為這些國家喜愛的食物，後來還銷到亞洲國家。保加利亞學者的乳酸研究帶動了益生菌的風潮，從事細菌研究的實驗室加入益生菌開發的行列。

日本京都大學代田稔教授（Shirota Minoru）培養出另一種乳酸菌。日本商人將這個乳酸菌製造飲料，就是我們熟悉、也廣受歡迎的「養樂多」。養樂多已經成為東亞及東南亞人喜愛的飲料。經由養樂多的廣告，益生菌成為家喻戶曉的名字！

人的大腸內有許多不同種類的細菌，起初較受注目的是乳酸桿菌。二十世紀末期，基因體定序技術進步，用來分析糞便中的細菌後才發現，在大腸內居住的細菌種類及數目超多，不限於乳酸菌，總數目是人體細胞的百倍，而全部的基因也多於人體的基因。這些腸細菌自成一體，在腸內成立了小王國。幸好，極大多數的腸細菌是在幫助食物消化以及保護腸壁。

腸道內細菌群可以保護健康

為何人體讓那麼多的細菌永久居留在腸內？其中奧祕還沒有完全解開，但有一種解釋似乎很合理。這種說法是，細菌趁新生兒的免疫系統還沒發展的時期進入新生兒腸道內，開始定居繁殖成為聚落。一旦新生兒的免疫系統充分發展後，開始認知自體的細胞時，大腸上的細菌已經定居，成為大腸的一部分，因此被免疫細胞認為是自體，不會出手攻擊，於是一生安逸地居住於大腸。

這麼多種細菌共同生存也不容易。在健康人體內的大腸，有百種以上的細菌生存得很協調，沒有明顯衝突。這些細菌是如何達到協調平衡狀態呢？科學家並不清楚，仍待研究澄清。但有一點可信的是，極大部分細菌都有一個共同目標：協助人體，也藉著人體保護自己。

科學家如何證明腸內細菌組群具有保護人體健康的功能？一種方法是給小鼠抗生素，把小鼠大腸中的細菌殺光，小鼠很容易生病，其中一種病是心血管疾病。小鼠的腸菌被滅絕後，失去了心臟修補的能力。心臟受傷後容易爆開！人在使用太多抗生素時，會除掉一些腸菌，換來的是為健康帶來威脅的細菌，叫做困難梭狀桿菌（Clostridioides difficile），又稱困難菌。這種菌難於處理，因此得名。它會引起腸炎，帶來慢性嚴重的下瀉，藥物治療一點效果也沒有。單純的益生菌或乳酪治療也無效，很顯然是無法靠乳酸菌及雙叉桿菌來填補腸內菌群的不足。

很奇妙是，由正常人糞便取出的細菌，做成液劑或膠片劑，果然有效。這就是所謂的「糞便細菌移植療法」（Fecal bacteria transplant）。正常人糞便中含有的細菌種類很多，進入病人腸內可以有效地讓腸內細菌群恢復平衡。

腸內細菌群具有高度代謝能力將食物中的化學成分分解成有益的化學物。已經分析出一大群的化學物。在此舉些例子。

腸中細菌將人體細胞無解的食物分解成小分子的脂肪酸，這些所謂短鏈脂肪酸有助於心血管的護衛。腸內細菌群也將食物中的胺基酸脂肪等等分解成小分子化學物，目前對這些代謝物的生理功能了解有如冰山一角，再過幾年，就會更進一步的了解。

在現今有效的了解下，已經有相當好的證據證明大腸細菌群及其代謝物對人體免疫反應具有很大的調控力。這種免疫調控力不只是影響腸內的免疫，對全身的免疫反應也扮演重要的角色。

保護心血管的腸菌

居住於大腸的細菌族群與心臟相距一段距離，而且腸子與心臟一向沒有直接關聯，因此，腸菌及心血管是兩個世界之物，各理其事，互不相干。沒想到，科學家在小鼠實驗中發現使用抗生素讓腸菌數量減少，讓細菌各族群的平衡產生變動，小鼠容易得到心血管硬化。更驚人的是，心臟缺血產生梗塞後，心臟會變形、纖維化，甚至爆開！很特別的是，若將正常小鼠糞便中的細菌移植入使用抗生素的小鼠體內，可讓腸菌族群恢復正常，並且可以保護心血管，少得血管硬化，也保護了心臟，讓心臟受傷後得以修復。

這些小鼠實驗結果顯示，正常腸菌族群對於心血管健康的維持扮演很重要的角色。這結果給心血管的維護帶來新的啟示，但還是要在人體試驗證實確定才行。

最近這類人體實驗已有初步成果。心肌梗塞者的腸菌族群種類與正常人的腸菌族群的確不同。已經發現有幾類菌種可能和發炎有關。

發炎是動脈硬化的主力，也會影響心肌梗塞後心臟的修補。慢性發炎會促使心臟纖維化，並且發生結構上的異常，減低心臟的功能。

腸菌族群如何維護心血管呢？有兩種可能的解釋。一種解釋是，腸菌各司其職將腸內食物分解，產生一群小分子代謝物。這些代謝物滲透入血管腔道，隨血液循環。這些小分子化學物具有降膽固醇、減低血壓及降低發炎反應的功能。另一種解釋是，腸菌經由調節免疫功能而控制了發炎反應。

有一個相當迫切的問題是：益生菌可否補充腸菌族群，使其達到正常的平衡，發揮心血管保護作用？以目前市面上的益生菌補品來看，似乎不足以補充腸菌族群，但是糞便的細菌移植很可能足以補充腸菌種類，使其恢復正常平衡。腸菌產生的小分子化學物也有潛能用來維護心血管健康，預防心血管硬化及心臟衰竭。

醫學的進步經常是來自於「異想天開」的實驗。以糞便細菌治病便是如此意想不到，而糞便細菌移植已成為治療腹瀉的良藥。期待將來能發現更多重要的用途，用於保護心血管，減低心血管疾病。

第29章

健康的血管老化

人體老化時，最明顯的變化是皮膚的皺紋、記憶衰退、聽力減弱、視力模糊、肌肉無力及關節僵硬等等。血管的老化也是其一，只是較不彰顯，較為低調。動脈隨著年齡增加會變得生硬，缺乏彈性，和年輕人相比，超過半數中年人的動脈已失去彈性；到了七十歲，很少人的動脈還能維持正常彈性。

動脈失去彈性時，便無法調控血流的壓力，因此血壓增高。動脈之所以失去彈性，是因為中層的膠原纖維增多，但彈性纖維反而減少。彈性纖維減低會使動脈失去彈性。

與年齡相關的動脈病變是自然老化的徵象，或是多年生活及飲食習慣不良造成的呢？這個問題不是很容易回答，很可能這兩個因素都有關連。

老化的推動因子

自然的老化和年齡有密切關係，但與個人的生理基因變化也有關連。有些高齡人士看起來年輕、精力充沛，而且血管仍然健康如年輕人。相反地，有些中年人血管已開始老化。每個人都要走向老化的過程，只是有的人起程早，有的人老化是遲遲來臨。多年來的研究已經發現了重要的老化細胞及基因的改變，同時發現一些老化的推動因子，其中以活性氧物質（Reactive oxygen species）及慢性發炎最為顯著。

活性氧物質指的是一群活性高的氧化合物。在正常生理狀況下，人體內的細胞只含有少量的活性氧化合物，細胞內具有抗氧化的酶將過剩的活性氧化合物中和掉。細胞內少量的活性氧物質有助於細胞內的作用。一旦這群物質太多，反而會破壞細胞內正常基因運作，使得基因體不穩定，並引發細胞死亡，當然也會引起細胞老化。老化的細胞會分泌發炎因子，帶動慢性發炎。活性氧物質是老化的推動者，同時也帶來老人常見疾病，包含心血管疾病。

近年來的研究愈來愈注重慢性發炎與老化的關係。發炎是人體重要的生理武器，用來滅細菌，消除病毒。生理的發炎是急性的，細菌及病毒感染時，白血球利用發炎抗菌。消除了細菌及病毒後，發炎反應便很快消失。

環境的化學毒物或顆粒進入人體，也會引發發炎反應，但發炎並無法除去這些化學物質，因此產生慢性發炎。人體的免疫系統對自體內的蛋白質或細胞殘骸、核酸等物質發動發炎反應，這就是自體免疫的發炎。發炎嚴重時會產生自體免疫疾病。有時，自體免疫的發炎反應輕微，不至於很快引發疾病，但會延續成慢性發炎，推動老化。慢性發炎反應是全身性的，對於心血管健康的傷害力相當大。

老化引起胰島素抗拒與血壓問題

老化對人體肌肉影響很大。有些人老化時肌肉減少，變得無力。老化還會阻礙肌肉攝取葡萄糖，因此能源減低。老化使肌肉細胞對胰島素產生抵抗，讓胰島素失去調控葡萄糖進入肌肉細胞的效能。

腹部的脂肪細胞也是依賴胰島素把葡萄糖傳入細胞內。老化也使脂肪細胞對胰島素產生抗力，只能攝取果糖，但果糖會增加脂肪的產生，因此使腹部變得肥胖，腰圍增加。

老化引起的胰島素抗拒使得葡萄糖堆積在血液中，血糖增高，造成糖尿病及代謝症候群，增高心血管疾病及小血管疾病的風險。老化引起的胰島素抗拒，也增加了老人血管疾病的風險。

血壓會隨著年齡增高，這與老化引起的血管病變有直接的關係。動脈失去彈性時，血管無法調整血流的壓力，因此血壓往上升，結果產生兩個有關高齡者高血壓的問題。第一個是高齡者的高血壓標準是否與中年人及年輕人一樣？另一個是高齡者的血壓要多高才開始使用藥物降低？這兩個問題讓國際血壓專家頭痛，至今仍持不同的意見。

首先是對高血壓定義採用不同標準。美國心臟協會及心臟學學院經由專家根據流行病研究及臨床人體試驗報告做詳細分析及評估，推薦高齡者的高血壓定義與中年人及年青人相同。血壓超過一三〇／八〇就是高血壓。歐洲心臟協會及歐洲高血壓協會的專家則建議血壓超過一四〇／九〇為高血壓。歐洲專家也是根據流病學及臨床研究報告而訂出高血壓標準，但為何和美國專家分析出來的結果不同？這是由於對疾病風險的態度不同。美國專家要把風險降到很低，而歐洲專家則考慮到老人用藥的問題。

第二問題是用藥物控制高齡者血壓的標準，意見更分歧。美國心臟專家建議血壓超過一三〇／八〇便要使用藥物控制，儘量將血壓降到比一二〇／八〇低。美國內科學院及家庭醫師協會共同發表的推薦是血壓（收縮壓）超過一五〇時才用藥物控制。歐洲心臟及血壓專家則建議六十五至七十九歲的高齡者，血壓超過一四〇／九〇才開始用藥控制，而八十歲以上高齡者，不必急著降壓，血壓高到一六〇／九〇以上才使用藥物，並且推薦把血壓降到一四〇／八〇以下。以不同血壓標準決定使用降壓藥，是考量到血壓太低時會頭暈跌倒，而老人跌倒頻率很高而且其後果常常很嚴重。

臺灣的高血壓定義與歐洲的高血壓定義相似。超過一四〇／九〇為高血壓，建議以藥物降壓。心血管疾病風險高的則以一三〇／八〇為標準，以藥物控制血壓低於此數值。

高血壓的標準就像會移動的標靶，仍然未定，有待將來以更好的方法制定出一個國際共用的標準。

高齡的血膽固醇矛盾風險

血中壞膽固醇（LDL膽固醇）是血管硬化風險之首。LDL膽固醇愈高，血管硬化及冠心病的發生率愈高，而且死亡率也增高，所以要盡力以改良生活方式、飲食習慣及使用他汀藥物控制住LDL膽固醇。

最近幾年的研究發現，高齡者的LDL膽固醇及總膽固醇與冠心病之關係存有矛盾關係。七十五歲以上高齡者的高膽固醇並不會增高冠心病的風險。更令人意外的是，高齡的婦女，膽固醇高的比膽固醇低的還更長壽。

這種矛盾關係原因並不清楚。有一種說法是，高齡健康的人有長壽的基因保護，因此高膽固醇已經傷害不到他們。若沒有基因保護，高膽固醇的人早就因為冠心病或腦中風死亡，活不到七十五歲。

這些研究報告引起了治療上的討論。健康的高齡者以前沒得過冠心病、腦中風及其他心血管疾病，LDL膽固醇或總膽固醇過高時，是否要用藥物治療？大部分的專家主張先不用藥，而是以改進生活方式習慣、舒壓及參加社交活動等等方式試試。已經有報告指出，高齡者使用他汀類降血脂藥，其副作用較高。有的副作用如肌肉無力導致跌倒，反倒發生嚴重的後果。

如何處理高齡者的高膽固醇問題，無法一概而論，而是必須按照個人的情況決定。但要提醒的是，若曾經得過冠心病或腦中風的高齡者，仍需使用藥物將血膽固醇控制好。

保養心血管從小開始

保養心血管是一生之事。自兒童及青少年時，就應養成健康的心血管生活方式及飲食習慣。這個時期要多活動及運動，少玩電腦遊戲及少看電視。養成喝水的習慣，限制高糖飲料或人工甜味飲料。吃營養的食物，少吃炸薯條、薯片等零食。不抽菸、不喝酒、不碰毒品。到大學畢業後進入職場，繼續維持這些生活方式及飲食習慣，才會讓心血管健康。進入職場後迎來精神上及工作上的壓力，結婚後人生會更上一層樓，享受家庭之樂也會迎來經濟上及生活上的各種挑戰。因此，於壯年及中年時期培養些舒壓的方式，變得非常重要。

舒壓的原則及方法如前面章節所述。到中年時，體重增加，腰圍變寬，血糖高是常見的狀況，要多留意每天食物的攝取熱量，控制好體重。

到了老年，步入人生最後一個階段，心血管健康的維護面臨新的挑戰。

一般社會將六十五歲以上的人稱為「老人」。在農業時代，人要活過六十五歲不容易，而且總是滿面皺紋，的確符合大眾想像中的老人樣貌。二十世紀是人類壽命的轉捩點，平均壽命日漸增高。到了二十一世紀，超過八十歲的人已經不少。相較之下，六十五歲一點也不像老人。

另外一個影響因素是退休。二十世紀初，大部分工作者六十五歲就退休，因此社會把退休人士稱為「老人」。後來美國及一些西方國家完全解除強迫退休的年齡，有不少人一直工作到七、八十歲。這些工作的「老人」仍充滿活力，不比年輕人差，因此六十五歲以上的人就是老人，這個定義也不合實際。

流行病學研究將「老人」分為六十五到七十四歲及超過七十五歲的老人，因為這兩群人的風險因子、預防及治療是不同的。

六十五到七十四歲的人可以稱為「年輕的老人」，其實還沒有老化的成為我們想像中的老人，而七十五歲以上則稱為「高齡的老人」。經濟發達的國家，七十五歲以上的高齡者繼續在增加，而高齡者也愈來愈健康，高齡老人的年齡會再往上升。不久以後，八十到九十歲以上的人才有資格被稱為高齡老年人。

高齡老人除了心血管的疾病外，還有其他器官功能失調的問題，如腦退化、肌肉與關節退化引起的行動不便等等，因此在心血管健康的維護與心血管疾病治療上，和年輕人有所不同。接下來的討論焦點會放在心血管的健康維護上。

高齡老人的心血管保養之道

還沒退休的年輕老人（六十五到七十四歲）在心血管維護方面，與中年人（五十到六十四歲）沒有很大差別。一旦從職場退休，生活上會有較大改變，精神生活受到影響，對心血管的健康也產生威脅。

到了高齡（七十五歲以上），幾乎所有的人都已經退休，遭遇到的孤單及無聊更會給精神生活帶來很大的負擔，容易產生失眠、憂鬱、食慾不振、不想活動等等生活上的問題。這些精神壓力造成的後遺症對心血管極不健康，需要設法填滿空虛，破除孤獨。

高齡者飲食習慣會改變，造成營養不足，而營養不足會傷害心血管健康。補足營養也是高齡者需要關注的。最後，高齡者對藥物比較敏感，副作用較多，因此使用起來要特別小心，不必用的儘量避免。

高齡者保護心血管的幾個要點，簡述如下：

參加社區或宗教活動，減低孤獨及精神空虛

高齡者獨居愈來愈普遍，造成精神上的孤獨及空虛是難免。參加社區活動，與人交往是去除孤單感的好方法。社區相聚之處交談、下棋、跳舞、打太極拳等等。另外，也可以參加慈善活動，如到醫院或育幼院做義工。信仰基督教或天主教者可以常去教會聚會，參加教會的社交活動。信仰佛教則可參加崇拜及慈善救濟活動。經由這些活動可以交友，也能有志同道合者相聚陪伴。

注意營養

人老化時，生理上有些改變會影響食物養分的吸收。大腸的蠕動會減低，容易造成便祕。味蕾的敏感度降低，對食物的味道感覺會改變。有時嗅覺變不靈敏，失去對食物香味的感受。牙齒不好時，無法吃均衡的食物。這些老化生理影響了食慾及對食物的喜好而產生偏食，若再加上精神的憂鬱使食慾減低，更會產生飲食不足的問題，引起營養的缺陷。研究結果發現，高齡者體內常缺乏維生素，特別是維生素B_{12}、B_6及維生素D。其他的維生素如A、E、K，以及鈣和鉀也經常不足。食慾不振時，還會引起蛋白質不足。營養不足也會嚴重傷害心血管健康。

老人的營養缺陷已成為公共衛生的挑戰。填補不足需從多方面著手。除了著重健康及適合老人食用的食物外，還要考慮醫治精神上、牙齒及腸胃方面的毛病。除了一

般的健康食物外，要準備方便吞嚥的食物。有時要吃高纖及多種維生素的補品。

食物方面如瘦肉及蔬果，要使用新鮮原始的材料，簡單烹調，但要煮得比較軟。多吃雞蛋、海鮮及豆類。這些食物的蛋白質含量高，可以代替肉類。豆腐是相當適合老人食用的營養物。

解決高齡者的營養問題並沒有那麼簡單。不少老人獨居，飲食要自己準備，健康及精神充沛的高齡者可以學習烹飪，但有些高齡者行動不太方便，又提不起精神，要照顧三餐並顧及營養，談何容易？這是國際各國面臨的問題，需要政府、社會及家庭共同努力找出可行之途。

小心用藥

老化也會影響藥物代謝，高齡者用藥需特別小心，加上藥物副作用較大，因此非必藥時，不隨便吃藥。

這裡舉兩個例子。一個是阿司匹林。小劑量阿司匹林廣泛地用來預防冠心病及缺血性腦中風再發。心血管疾病風險高的人也使用阿司匹林預防冠心病及腦中風。高齡者是否應該每一天吃一小顆阿司匹林呢？這個問題最近有了答案。

七十五歲以上的人每天一顆阿司匹林，對減低冠心病、腦中風及死亡率並沒有作用，反而會引起出血的併發症。因此高齡者若沒有心血管疾病的高風險，就不要使用阿司匹林預防冠心病。

另一個藥是他汀藥。他汀藥廣泛用於降低血中壞膽固醇，藉此減低血管硬化及血管硬化引起的冠心病及腦中風。最近研究發現七十五歲以上高齡者的壞膽固醇數值低的時候，死亡率反而增高。所以七十五歲以上高齡者不必吃他汀類藥物，而是應以良好生活作息、健康飲食習慣與舒壓等方式來維持健康的血脂值。他汀類藥物對高齡者的副作用較高，特別是會產生肌肉無力症狀，容易造成跌傷。

使用藥物控制高血壓也要小心。藥物用得太強時，會產生低血壓的副作用。血壓過低時會頭暈，因而跌倒。高齡者跌倒是件大事，常因跌倒而骨折或腦出血，然後得併發症而喪失生命！

不隨便食用「養生」補品

坊間盛行一些年長者的養生補品，有的補品是天然的，有的補品則是製造出來的。補品如衣裳，會隨著時代潮流、商機而流行。補品愈稀有，愈昂貴，愈有價值。不過心血管健康相關的補品種類繁多，其對於保護心血管的效能並沒有經由臨床試驗證明。少數補品做了臨床試驗，但效果並不彰顯。

吃補品其實不如每天吃有營養、天然的食物。將天然食物烹飪出自己喜愛、好吃又有藝術感的食物，不只能一飽口福，也會引人心怡。高齡者因為環境及生理限制，飲食不能隨心安排，有時難免會有營養不良，需要補充營養品如維生素、礦物質、不飽和脂肪酸（包含ω－3脂肪酸）等等。在這種情況下，應該先看醫生，請醫生檢查後推薦品質好的補品。稀有、昂貴的商業化補品不但無法補足營養缺陷，反而可能會有副作用，食用上要非常小心。

總而言之，高齡者心血管護衛之道不外是規律的飲食，吃有營養、天然、會保護心血管的食物，加上適量的運動，參加社區及宗教活動，與家人朋友交誼聊天，簡單規律的生活及足夠的睡眠，不抽菸，少喝酒，多喝水，不隨便吃藥或補品。

健康的生活方式雖然無法長生不老，但會讓我們享有健康的心血管，健康的老化！

後語

本書中提供有關心血管疾病的治療，著重於原則及藥理。實際的治療因人而異，因此還是需要看醫生，專科醫師會給予詳細的治療及長期的健康規劃。醫師也會根據三高的情況做長期追蹤治療，請務必按照醫師指示，按時服用藥物並回診。冠心病、糖尿病、高血壓引發的疾病都是慢性的，需要長期的預防及治療。

本書的著作要特別感謝夫人石隆津女士。她很有愛心，也很熱心支持及關懷本書的進展。她用心幫忙閱讀、修正，並且給了很有價值的建議。謹將本書獻給她。

感謝侯金堆基金會的贊助及國立清華大學江安世院士及李家維教授的鼓勵及支持。感謝好友周賢益醫師及李東璧醫師，在新型冠狀病毒疫情嚴峻的美國東部，他們花費寶貴的時間閱讀稿件；給了相當寶貴的意見。清華大學生科院張艾茄小姐精心協助準備稿件，遠流出版公司董事長王榮文對著作出版的支持，以及總編輯王明雪、編輯林孜懃與企劃鍾曼靈在出版編輯與企劃方面的耐心協助，由衷感激。

護心時代

心血管不暴走！國際血液醫學權威教你守護健康的七堂課

作者／伍焜玉

主編／林孜懃
校對／張艾茹
封面設計／陳文德
內頁設計排版／陳春惠
內頁繪圖／林一先
行銷企劃／鍾曼靈
出版一部總編輯暨總監／王明雪

發行人／王榮文
出版發行／遠流出版事業股份有限公司
臺北市中山北路一段 11 號 13 樓
電話／（02）2571-0297　傳真／（02）2571-0197　郵撥／ 0189456-1
著作權顧問／蕭雄淋律師
□ 2022 年 2 月 1 日 初版一刷

定價／新臺幣 380 元（缺頁或破損的書，請寄回更換）

ISBN 978-957-32-9365-1

YL 遠流博識網 http://www.ylib.com E-mail: ylib@ylib.com
遠流粉絲團 https://www.facebook.com/ylibfans

國家圖書館出版品預行編目 (CIP) 資料

護心時代：心血管不暴走!國際血液醫學權威教
你守護健康的七堂課/伍焜玉著. -- 初版. -- 臺
北市 : 遠流出版事業股份有限公司, 2022.02
面； 公分
ISBN 978-957-32-9365-1(平裝)

1.心血管疾病 2.保健常識

415.3 110018530